Dagmar C. Walter

Bach-Blüten für die Kinderseele

W0172620

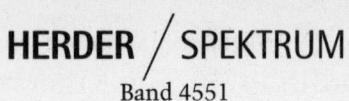

HERDER / SPEKTRUM

Band 4551

Das Buch

Bach-Blüten unterstützen die Stärken der Kinder und ihre besonderen Begabungen – und sie helfen bei aktuellen Schwierigkeiten: im Kindergarten und in der Schule, im Umgang mit anderen Menschen oder mit besonderen Herausforderungen. Die Autorin hat Fragebögen und Checklisten entwickelt, mit denen man schnell und sicher die richtige Blüten-Essenz herausfinden kann. Die Bach-Blüten-Therapie wirkt natürlich und sanft und ist frei von Nebenwirkungen. Auch bei körperlichen Erkrankungen wirken sie stabilisierend und helfen den Kindern, das psychische Gleichgewicht wiederzufinden. So werden Kinder in ihrer Persönlichkeitsentwicklung positiv unterstützt.

In diesem Buch findet sich alles Wissenswerte über Ursprung und Entstehung der Bach-Blüten-Therapie, ihre Anwendung und Wirkungsweise. Mit ausführlichen Porträts aller 38 Bach-Blüten und ihrer Wirkung auf die spezifischen seelischen Befindlichkeiten von Babys, Kleinkindern, Schulkindern und Jugendlichen. Ein umfassendes Repertorium der Blütenessenzen sowie ein Register zum Nachschlagen machen dieses praxisorientierte Handbuch für Eltern wertvoll.

Die Autorin

Dagmar C. Walter ist publizistisch tätig und hat sich lange mit der Thematik beschäftigt.

Dagmar C. Walter

Bach-Blüten für die Kinderseele

Die Entwicklung von Kindern
fördern und stärken

Herder
Freiburg · Basel · Wien

Gedruckt auf umweltfreundlichem,
chlorfrei gebleichtem Papier

Originalausgabe

Alle Rechte vorbehalten – Printed in Germany
© Verlag Herder Freiburg im Breisgau 1997
Satz: DTP-Studio Helmut Quilitz
Herstellung: Freiburger Graphische Betriebe 1997
Umschlaggestaltung: Joseph Pölzelbauer
Umschlagfoto: © Comstock
ISBN 3-451-04551-6

Inhalt

I.
Vorwort

Sie haben dieses Buch gekauft, um sich über die Verwendung von Bach-Blüten für Kinder zu informieren.

Als verantwortungsbewußte Eltern wünschen wir uns alle, daß unsere Kinder zu psychisch gesunden Menschen heranwachsen, daß sie in der Lage sein werden, alle Schwierigkeiten des Lebens zu meistern und in ihm ihr Glück finden mögen.

Mit wachsender Sorge beobachten wir die zunehmende Gewalt in der Öffentlichkeit, hören von der stetig steigenden Aggressivität der jungen Leute, sehen viele paffende und trinkende Kids auf der Straße und lesen über steigenden Drogenkonsum an Schulen. Und wir haben Angst um unsere Kinder.

Eine berechtigte Angst, wissen wir doch nicht, in welche Cliquen sie einmal geraten können, ob ihnen irgendwann der Leistungsdruck an den Schulen zu schaffen machen wird oder ob sie, wenn sie einmal mit Drogen in Berührung kommen sollten, den Mut zum Neinsagen haben werden. Wir hoffen, daß unser Kind genügend Selbstwertgefühl entwickelt und bereit ist, Eigenverantwortung zu übernehmen, um mit allen Problemen und Konflikten, die auf das Kind zukommen können, fertig zu werden.

Doch wir können mehr tun als nur hoffen. Mit Hilfe der Bach-Blüten können wir die Entwicklung der Psyche unseres Kindes positiv begleiten. Wir können seine guten Charaktereigenschaften verstärken, seine schlechten besänftigen. Bach-Blüten helfen unserem Kind bei Veränderungen in seinem Leben (Schulwechsel, Umzug, Scheidung u. a.), sie können ihm die Angst vor vielen Dingen nehmen, den Umgang mit seinen Freunden erleichtern und vieles mehr.

Vor allen Dingen aber sorgen die Bach-Blüten – richtig angewendet – für eine gesunde Entwicklung seiner Seele und ihre freie Entfaltung und geben unserem Kind die Kraft und den Blick für den – nur ihm eigenen – Lebensweg.

Kinder zu unabhängigen, selbständigen Menschen zu erziehen ist eine der schönsten und zugleich schwierigsten Aufgaben, die sich uns als Eltern stellen. Die Bach-Blüten können uns bei der Erfüllung dieser großen Aufgabe helfen.

Auf den folgenden Seiten soll eine Einführung in die Grundlagen der Bach-Blüten-Therapie gegeben werden.

1. Wer war Dr. Edward Bach?

Dr. Edward Bach (1886–1936) war ein englischer Arzt, der sich zunächst als Bakteriologe, Immunologe und Homöopath einen Namen machte. Von 1928 an war er an einem Krankenhaus tätig. Im Laufe seiner Berufsjahre orientierte er sich immer stärker an der psychischen Verfassung seiner Patienten. Er kam zu der Erkenntnis, daß körperliche Krankheiten „Verfestigungen innerer seelischer Konflikte und negativer seelischer Verhaltensmuster" sind. Aus diesem Grund erschien es ihm sinnvoller, den zugrundeliegenden Gemütszustand eines Kranken zu behandeln als dessen körperliche Symptome.

So entwickelte Bach von 1930 an eine Methode, die der Entstehung körperlicher Krankheiten durch rechtzeitige Behandlung seelischer Fehlhaltungen auf möglichst einfache Weise vorbeugen sollte. Durch intensive Beobachtung und zahlreiche Gespräche konnte Bach bald die 38 negativen „Verhaltensmuster der menschlichen Natur" definieren und die 38 Blüten auffinden, die mit diesen archetypischen negativen seelischen Verhaltensmustern auf ihrer Energieebene in harmonischer Verbindung stehen.

Denn er war zu der Erkenntnis gekommen, daß sich die höchste Form der Gesundheit nicht durch unnatürliche Substanzen herbeiführen ließe.

Nach dem Tod von Dr. Edward Bach setzten seine engen und

vertrauten Mitarbeiter Nora Weeks und Victor Bullen sein Werk fort. In der einstigen Wohn- und Arbeitsstätte entstand das heutige englische Bach Centre.

2. Was Bach-Blüten nicht sind

– Sie sind keine Alternative für eine medikamentöse Behandlung, doch sie können diese wirkungsvoll begleiten oder ergänzen.
– Sie sind keine Medikamente im klassischen Sinne, enthalten keinerlei pharmakologische Wirkstoffe.
– Bach-Blüten werden weder Gift- noch Nahrungspflanzen entnommen.
– Sie bekämpfen keine Krankheiten wie z. B. Bronchitis, Mandelentzündung etc.
– Mit ihnen kann man keine Krankheitssymptome behandeln wie z. B. Kopfschmerzen oder Fieber bei einer Grippe o. ä.
– Sie eignen sich nicht für Menschen, die meinen, Krankheit hätte nichts mit der seelischen Verfassung zu tun.
– Sie werden keine Wirkung zeigen bei Menschen, die glauben, nicht für ihre Probleme verantwortlich zu sein.

3. Wo Bach-Blüten jedoch helfen können

– Bei Menschen, die glauben, daß es ihrem Körper nur dann gutgehen kann, wenn es ihrer Seele gutgeht.
– Bei denen, die vermuten oder wissen, daß ihrer Erkrankung eine seelische Ursache zugrunde liegt.
– Dem, der seine Lebenssituation selbstkritisch unter die Lupe nehmen will, ein evtl. festgefahrenes Verhaltensmuster ablegen möchte.
– Dem, der nicht nur seine Probleme loswerden möchte, sondern bereit ist, an sich selbst zu arbeiten, der sich selbst besser kennenlernen möchte.
– Denen, die akzeptieren, daß ihre Krankheit nicht zufällig

zum Tragen kommt, sondern daß sie selbst dafür die Verantwortung tragen.

– Denen, die akzeptieren können, daß jedes Krankheitssymptom einen Freund darstellt, der, wenn auch vielfach durch
Schmerzen, auf tieferliegende Probleme hinweisen will.

II.
Die Bach-Blüten-Therapie – eine Methode der Selbstheilung

Die Bach-Blüten-Therapie gilt als ein natürliches, sanftes Heilverfahren. Ihre Anwendung führt zu einer psychischen Stabilisierung und bietet Schutz vor körperlichen und seelischen Erkrankungen. Da die Bach-Blüten–Essenzen frei von Nebenwirkungen sind, also nicht schaden können, sind sie besonders gut geeignet für die Behandlung von Kindern.

1. Die Wirkungsweise der Bach-Blüten

Bach-Blüten werden zwar aus den Blüten wildwachsender Bäume und Sträucher gewonnen, haben aber dennoch nichts mit Naturheilkunde zu tun. Denn die Essenzen stammen nicht von jenen Pflanzen, die für ihre Heilkraft bekannt sind. Darüber hinaus wendet man sie nicht an, um Beschwerden zu beseitigen. Bach-Blüten-Essenzen werden eingesetzt, um negative Gemütszustände aufzubrechen, die zum eigentlichen Ausbruch von Krankheiten geführt haben oder noch führen könnten.

Die Wirkstoffe der Bach-Blüten wirken ausschließlich auf der feinstofflichen Ebene. Sie sorgen mit ihrer Energie dafür, daß das gestörte Energiefeld eines abwehrgeschwächten Körpers (durch Sorgen, Probleme etc.) wieder harmonisch zu schwingen beginnt, d.h. der Körper in der Lage ist, sich selbst zu heilen.

Ein Teil der Blüten hilft vor allem bei der Überwindung von akut auftretenden Gemütszuständen (z.B. bei Erschöpfung *Olive*). Andere Blüten werden eher für eine langfristige Hilfe eingesetzt, z.B. bei Gemütszuständen, die sich festgesetzt haben, weil sie irgendwann einmal durch äußere Einwirkung entstanden sind oder von vornherein Ausdruck einer gewissen

Veranlagung sind (z.B. bei einem Mangel an Selbstvertrauen *Larch*).

Natürlich können Veranlagungen nicht bis in die letzte Konsequenz verändert, sondern lediglich abgeschwächt werden, ebenso wie positive Anlagen verstärkt werden können.

Bach-Blüten-Essenzen zeigen keine Wechselwirkung mit anderen chemischen, pflanzlichen oder homöopathischen Medikamenten. Allerdings gibt es in der Homöopathie nach Hahnemann eine Therapieform, die sich ebenfalls an den psychischen Symptomen orientiert. Die bei dieser Therapie verwendeten homöopathischen Hochpotenzen sollten nicht gleichzeitig mit Bach-Blüten gegeben werden (fragen Sie Ihren Homöopathen oder Heilpraktiker).

2. Die Herstellung der Bach-Blüten-Essenzen

Dr. Edward Bach stellte ursprünglich seine Essenzen nach dem Vorbild der Homöopathie her, und zwar durch Verschütteln und Verreiben. Doch die mit dieser Methode bereits erzielten Heilerfolge stellten ihn nicht vollkommen zufrieden, und er suchte weiter nach einem einfacheren und schonenderen Herstellungsverfahren. Er fand die *Sonnenmethode* (für Blüten des späten Frühlings und Sommers) und die *Kochmethode* (für Blüten, die sehr früh im Jahr blühen), mit deren Hilfe er die Seele *(Essenz)* der Pflanze aus dem physischen Pflanzenkörper lösen konnte, ohne daß sie ihre Energie verlor. Noch heute wird dieses von Dr. Bach entwickelte schonende Herstellungsverfahren angewendet. Man nutzt die Kräfte der vier Elemente (Erde und Luft zum Reifen der Pflanze, Sonne und Feuer zur Freisetzung der Pflanzenseele aus dem Pflanzenkörper) und nimmt als Trägersubstanz Wasser. Zwischen dem Pflücken der Blüten und der Herstellung der Essenzen vergeht nur wenig Zeit, so daß kaum Energie verloren geht. Es handelt sich bei der Herstellung von Bach-Blüten-Essenzen um ein harmonisches Verfahren, das in ähnlicher Form schon in der Indianermedizin angewandt wurde.

3. Bachs Grundprinzipien der Erziehung

– Eingriffe in die Persönlichkeit können diese davon abhalten, den Weisungen des höheren Selbst zu folgen und führen oft zu einem Mangel an Individualität. Dieser Mangel spielt bei der Entstehung von Krankheit eine große Rolle und nimmt häufig schon früh im Leben seinen Anfang . . ."

– Da dieser Dienst der Elternschaft Opfer verlangt, sollten wir immer daran denken, daß nichts, was auch immer es sein möge, vom Kinde zurückerwartet werden darf: es geht allein darum, zu geben und nur zu geben: sanfte Liebe, Schutz und Geleit, bis die Seele die junge Persönlichkeit selbst lenken kann. Unabhängigkeit, Individualität und Freiheit sollten von Anfang an vermittelt werden, und man sollte das Kind anregen, so früh wie möglich damit zu beginnen, selbst zu denken und zu handeln.

– Eltern sollten sich besonders vor dem Verlangen hüten, die junge Persönlichkeit nach ihren eigenen Vorstellungen oder Wünschen zu formen und sich jeder unangebrachten Bevormundung oder Forderung von Gefälligkeiten als Gegenleistung enthalten.

(Aus: Bach, Heile dich selbst [1931] Kapitel 5: „Freiheit geben und gewinnen" S. 178–179)

4. Bachs Auffassung von Krankheit

„Behandle die Persönlichkeit und nicht die Krankheit." „*Heile dich selbst*" ist die Kernaussage der Philosophie von Dr. Edward Bach, denn wir tragen die „göttliche Heilkraft" in uns, die die Heilung zuläßt und möglich macht. Dr. Bach meint, daß

– *unsere Krankheiten lediglich darauf hindeuten, daß wir nicht in Übereinstimmung mit unserer Natur leben und nicht dem Weg folgen, der für unser Leben der richtige ist.*

– *Krankheit weder Grausamkeit noch Strafe ist, sondern einzig und allein ein Korrektiv; ein Werkzeug, dessen sich unsere eigene Seele bedient, um uns auf unsere Fehler hinzuweisen,*

um uns von größeren Irrtümern zurückzuhalten, um uns
daran zu hindern, mehr Schaden anzurichten . . .

Nach Meinung von Dr. Edward Bach führt also jedes Abweichen vom eigenen Lebensplan zu negativen Gemütszuständen, und Krankheit wiederum entsteht durch diese negativen Seelenzustände. Jedes Krankheitssymptom, sei es körperlich, seelisch oder geistig, gibt uns eine spezifische Botschaft, die wir erkennen, akzeptieren und für unseren Weg nutzen sollten.

In „Heile dich selbst" schreibt Bach u. a., daß die Grundursache aller Krankheit zurückzuführen ist auf Disharmonie zwischen Persönlichkeit (d. h. dem, was wir zur Zeit darstellen oder meinen darstellen zu müssen) und Seele (d. h. dem höheren Selbst, dem, was wir eigentlich sind oder werden sollen).

Wir „werfen" uns z. B. aus dem psychischen Gleichgewicht, wenn wir Zweifel, Angst oder Unentschlossenheit in uns zulassen und machen uns damit empfänglich für schädigende Einflüsse der Umwelt. Jeder von uns weiß, um wieviel besser seine eigene Abwehr in Zeiten von Zufriedenheit und Ausgeglichenheit ist.

Mit dem Grundgedanken, daß die meisten Krankheitsursachen in ungelösten Konflikten und negativen Gemütszuständen ihre Ursache haben, wird heute auch in der psychosomatischen Medizin gearbeitet.

5. Bachs Bild vom Menschen

Nach Bach trägt jeder Mensch einen Lebensplan in sich, d. h. der Lebensweg ist für ihn vorgezeichnet, er sollte ihn erkennen und ihm folgen. Er sollte auf seine „innere Stimme" hören und seine Gemütszustände, wenn sie negativ schwingen, auflösen (auch in der Krankheit) und sie in ihren positiven Schwingungen verstärken.

Nach Bach sind letzten Endes nur zwei grundlegende Mißverständnisse die wirklichen Ursachen von Krankheit:

1. Der Mensch handelt nicht in Übereinstimmung mit seiner

Seele und wendet sich darin vom „kosmischen Energiestrom",
d. h. von der „Liebe" ab.

2. Der Mensch handelt gegen die Interessen der *„Größeren
Einheit"*, mit der seine Seele energetisch verbunden ist. Da alles mit allem verbunden ist (das *gesamte kosmische Energiefeld)*, stört jede Krankheit, die ja mit einem negativen Gemütszustand verbunden ist, das *„Prinzip der Einheit"*.

Deutlicher wird Bachs Grundgedanke, wenn wir uns einen negativen Gemütszustand vor Augen führen. Nehmen wir z. B. die
Habgier, die zu einem Streben nach Macht führt. Überlegen wir
uns, wie dieses rücksichtslose, egoistische Verhalten sich auf einen anderen Menschen auswirken kann (z. B. in einem Vater-
Sohn-Verhältnis). Wenn ein Mensch versucht, einem anderen
Menschen, entgegen dessen Persönlichkeit, seinen eigenen Willen aufzuzwingen, behindert er dessen Entwicklung (der Vater
herrscht, der Sohn kuscht, gibt sich auf oder entwickelt Haßge-
fühle). Nicht nur die „negative Strömung" der habgierigen Person,
sondern auch die reagierende, blockierte „nicht positive Strömung" der betroffenen Person wirken sich auf die Umgebung, die
Mitmenschen aus, verstoßen gegen das *„Prinzip der Einheit"*.

Doch mit der Entwicklung der eigenen Intuition und den Bach-
Blüten-Essenzen aus der reinen, unberührten Natur können wir
unsere negativen Gemütszustände auflösen.

Dann wird
aus Herrschsucht – Verständnis
aus Verschlossenheit – Offenheit
aus Schüchternheit – Mut
und aus falscher Fröhlichkeit – echtes Mitgefühl.

6. Der therapeutische Ansatz von Bach

1. Nicht die körperlichen Symptome, sondern die negativen
Seelenzustände sind also Bachs therapeutischer Ansatz, seine
Diagnose.

2. Diese negativen Seelenzustände werden nicht bekämpft, sondern die *disharmonische* (verzerrte und verlangsamte) *Energieschwingung* wird durch eine *harmonische* Energieschwingung – die der Bach-Blüte – durch *Schwingungsresonanz harmonisiert.*

Das ist möglich, weil in der menschlichen Seele alle 38 Seelenkonzepte der Bach-Blüten als Energie-Potentiale oder „*Tugenden*" enthalten sind. Die Bach-Blüte reinigt sozusagen das verstopfte Gehör für die „innere Stimme". Die Persönlichkeit findet so zurück zu ihren Seelenpotentialen, ihren „*Tugenden*".

Bach-Blüten (ob vorbeugend oder akut eingesetzt) sorgen also für die Wiederherstellung des Gleichgewichts zwischen Körper und Seele als Basis für die Heilung.

7. Das Prinzip der Einfachheit („Simplicity")

Die Einfachheit ist das Grundprinzip des Bach-Blüten-Systems.

Die Sehnsucht nach den „einfachen Dingen des Lebens" ist in uns allen. Wir wünschen uns Einheit, Vollendung und Harmonie. Daß wir uns als „einen Teil des Ganzen" begreifen – *eines einheitlichen und einfachen Schöpfungsprinzips* –, sollte das übergeordnete Ziel und Ergebnis jeder Bach-Blüten-Therapie sein. Für Dr. E. Bach war die Einfachkeit das oberste Gebot bei der Verordnung der „richtigen" Blüten.

Das System der Bach-Blüten sollte so einfach sein, daß jeder es verstehen und anwenden könnte (ohne einen Arzt oder Heilpraktiker).

Das Wichtigste – so Bach – sei zunächst, sich mit der gesamten Blütenpalette vertraut zu machen. Danach solle man jede sich bietende Gelegenheit nutzen, um zu überprüfen, welche Bach-Blüte diesem oder jenem Menschentyp am ehesten entspräche. Dafür würden sich am besten die sogenannten konstitutionellen Blüten – die „type-remedies" eignen (z. B. Angst vorm Autofahren: *Mimulus).* Schon durch reine Beobachtung könne man eine Menge über einen Menschen erfahren: durch seine Körpersprache, seine Stimme, durch die Themen, die er sich wählt u. a.

Neben den konstitutionellen Blüten gibt es es noch die unterstützenden Mittel – die „helper-remedies" – gegen Stimmungen, die jeder einmal haben kann (z. B.: Ekel vor sich selbst nach einer durchzechten Nacht: *Crab Apple*).

Das Wissen um die Indikationen und Wirkungsweisen der Blüten, verbunden mit einem tiefen Verständnis für die menschliche Natur und einer guten Intuition ist nach Dr. Bach alles, was man haben muß, um sich selbst und andere erfolgreich mit Bach-Blüten zu behandeln.

Doch für den Laien ist es nicht leicht zu entscheiden, was einem bestimmten Zustand angemessen ist. Oft gibt es die unterschiedlichsten Ursachen oder die verschiedensten Gründe für einen behandlungsbedürftigen Seelenzustand (z. B. bei der Angst, der Eifersucht usw.). Dennoch ist eine Selbstbehandlung unproblematisch, denn Bach-Blüten-Essenzen sind frei von Nebenwirkungen und können von Menschen jeden Alters genommen werden (einzige Ausnahme sind Alkoholiker und kleine Kinder, wenn die Essenzen mit Alkohol haltbar gemacht sind – was aber nicht sein muß!). Selbst wenn man also die falschen Blüten auswählt, viel zu hoch dosiert oder ein ganzes Fläschchen austrinkt, bleibt die Einnahme ungefährlich.

Im Zweifelsfall jedoch ist es ratsam, einen Arzt, Heilpraktiker oder Bach-Blütenexperten um Rat zu fragen (vor allem, wenn sich bereits körperliche Symptome zeigen).

Auf keinen Fall aber ist die Bach-Blüten-Therapie eine Alternative für eine medikamentöse Behandlung. Bach-Blüten dürfen nicht alleine zur akuten Behandlung von schweren Infektionen, Vergiftungen, starken, fiebrigen Entzündungen, schweren Unfällen usw., bei denen pharmakologische Wirkstoffe und/oder medizinische Eingriffe unabdingbar sind, eingesetzt werden. Sie können allenfalls die Behandlung einleiten (z. B. Rescue bei Unfällen, Schock, auf dem Weg zum Arzt) oder begleiten (z. B. Impatiens für die Ungeduld bei der Heilung) und ergänzen.

III.
Die Behandlung
von Kindern

1. Warum Bach-Blüten?

Kinder sprechen auf Bach-Blüten-Essenzen besonders gut an, weil sich ihre Verhaltensweisen zum einem selten schon so verfestigt haben, daß ein veränderter Gemütszustand sie nicht leicht und innerhalb einer kurzen Zeit verändern könnte. Zum anderen befinden sich ihre seelischen Eigenschaften noch in der Entwicklung, und diese Entwicklung kann mit Bach-Blüten positiv unterstützt werden. Die richtigen Essenzen geben den Kindern die Chance, sich zu zufriedenen, glücklichen Menschen zu entwickeln und die ihnen eigenen Talente und Fähigkeiten zu entfalten.

Bach-Blüten können die jungen Menschen in ihrem Heranwachsen so begleiten, daß diese ihre Stärken zu schätzen, ihre Schwächen zu akzeptieren und die Fehler ihrer Mitmenschen zu tolerieren lernen. Eltern bietet die gleichzeitige Anwendung von Bach-Blüten bei sich selbst die Möglichkeit, eben diese Toleranz gegenüber ihren „eigenen" Kindern auch auszuüben, ihre Interessen selbstloser zu vertreten.

Natürlich entbindet die Gabe und eigene Einnahme von Bach-Blüten uns nicht von den elterlichen Pflichten, unserem Kind vor allem Liebe und eine Erziehung zu geben. Es gilt, ihm die Normen und Grundwerte der Gesellschaft zu vermitteln, ihm Eigenverantwortung und „ein Gewissen" mit auf seinen weiteren Weg zu geben.

Im Vordergrund jedoch steht die Entfaltung einer neuen, einzigartigen Persönlichkeit. Einer Persönlichkeit, die sich ihrer Rechte und Pflichten in unserer Gemeinschaft bewußt ist und die sich auch als einen Teil dieser Gemeinschaft begreift und sieht.

Die große Chance und die Herausforderung durch die Bach-Blüten liegt für uns Eltern gerade in dieser Entfaltung der Persönlichkeit, ihrer Stärkung und sanften Korrektur.

Was Sie beachten sollten
– Da das Verhalten Aufschluß über den Gemütszustand Ihres Kindes gibt, sollten Sie ihm ungeteilte Aufmerksamkeit schenken, vor allem, wenn Ihr Kind noch nicht befragt werden kann.
– Das eigene Verhalten und die Familiensituation sollten selbstkritisch unter die Lupe genommen werden: Hier können die Ursachen für bestimmte Verhaltensweisen des Kindes liegen.

Daraus folgt, daß Sie
– die eigenen Beobachtungen und Empfindungen hinterfragen;
– Ihre Eindrücke mit denen anderer Bezugspersonen vergleichen (Großeltern, Kindergärtnerinnen, Lehrer u. a.);
– den Fragebogen für Eltern beantworten;
– das Kind (sofern es alt genug ist) den Fragebogen für Kinder beantworten lassen;
– das Gespräch suchen (gemäß der Entwicklung bzw. dem Alter Ihres Kindes).

2. Das eigene Verhalten prägt unsere Kinder

– Bewußte Beeinflussung:
Wir alle wollen das Beste für unsere Kinder. Doch was ist das Beste für das jeweilige Kind? Wir haben bestimmte Vorstellungen, doch sind diese nicht auch geprägt von unseren eigenen Erfahrungen („Es soll ihm mal besser gehen"), von unseren Wünschen und Sehnsüchten („Ich hatte niemals die Möglichkeiten, wie sie sich dir bieten")? Ist unsere Erziehung nicht auch beeinflußt durch die verpaßten Chancen unseres eigenen Lebens („Mach nicht dieselben Fehler wie ich")? Geschieht Erziehung nicht auch unter den kritischen Augen unserer Mitmenschen

(„Was sollen denn die anderen von uns denken?"), unterliegt sie nicht auch Trends („Das ist doch heute so üblich")?

Wir nehmen Einfluß auf unsere Kinder (oft viel zu lange), eben weil wir das Beste für sie wollen. Wir beeinflussen sie in ihrem Denken und Handeln, weil wir ihnen helfen wollen.

Wir haben Erfahrung, wir waren schließlich selbst einmal Kinder von Eltern. Wir möchten Eltern sein, die es besser bzw. die es anders machen. Wir möchten Eltern sein, die ihre Aufgabe ernst nehmen und sich ihrer Verantwortung stellen, eben „gute Eltern". Und oft machen wir, gerade weil wir uns so bemühen, Fehler. Häufig übersehen wir, gerade weil wir das Beste wollen, was das Beste für unser Kind ist.

Was sollen wir also tun, werden Sie vielleicht fragen.

Ich denke, wir brauchen nicht ratlos zu sein, es wird nie eine vollkommene Erziehung geben, niemals „perfekte" Eltern. Wir werden immer unsere Kinder beeinflussen.

Wir können nicht mehr tun, als nach unserem Gefühl und Gewissen handeln und die Ratschläge von anderen (ebensowenig allwissenden und perfekten Menschen) bedenken und in unsere Erziehung einfließen lassen. Wir sollten uns aber bemühen, die elterliche Kontrolle und Fürsorge Schritt für Schritt abzubauen, unser Kind auf seinem Weg zu seiner Unabhängigkeit und Freiheit zu begleiten, das Beste für unser Kind darin zu suchen, daß wir ihm „sich selbst" schenken.

– Die unbewußte Beeinflussung:

Wenn auch bereits Charakteranlagen vorhanden, Stärken und Schwächen vorgegeben sind, so spielt doch die Einwirkung und Beteiligung der Eltern immer eine Rolle bei der psychischen Entwicklung des Kindes.

Mißtrauen, Eifersucht oder Geltungsbedürfnis sind nicht von vornherein vorhanden; Versagensängste, Schuld- oder Minderwertigkeitsgefühle sind nicht angeboren.

Immer ist auch die Umgebung beteiligt: Wer das Vertrauen des öfteren verloren hat, mag mißtrauisch werden, wer sich nicht genügend geliebt fühlt, könnte eifersüchtig reagieren, wer keine oder zu wenig Anerkennung erhält, mag ein übersteigertes Geltungsbedürfnis entwickeln usw. Es könnten sich bei gleicher Umgebung und anderen Anlagen auch andere Verhaltensweisen entwickeln – alle negativen Gemütszustände aber enthalten in ihren Anlagen Energien, die sich durch positive Einwirkung und Beteiligung der Eltern und des Umfeldes in positive Schwingungen umwandeln lassen.

Unsere Kinder empfangen unsere Signale. Sind diese vertrauend, ermutigend oder unterstützend, so sind sie positiv. Sind sie durchsetzt von Ängsten, gepaart mit Erwartungen oder geprägt von Zweifeln, so sind sie negativ. Was kann eine unbedachte Äußerung bei entsprechender Anlage nicht alles auslösen. Was rutscht uns nicht so alles raus:

„Dein Bruder hat nie diese Babysprache gehabt." – „Aber du."

„Sieh mal, der Jochen fährt schon ohne Stützräder." – „Aber du nicht."

„Dein Vater hat auch zwei linke Hände." – „Du wirst auch nie praktisch werden."

„Die Figur hast du von deiner Mutter." – „Streng dich nur an, es wird sowieso nichts."

„Das Bild hast du ja ganz schön gemalt, aber Menschen haben doch fünf Finger, oder?"

„Bei deinem Talent hinzufallen solltest du lieber die alte Hose anziehen."

„Bei deinem Glück, solltest du vielleicht erst . . ." usw.

Wir sollten uns vor solchen gedankenlosen Äußerungen hüten, uns immer wieder bemühen, unsere Kinder als Partner zu behandeln, ihre Individualität zu respektieren.

Aber auch jede übertriebene Vorsicht und Sorge aus unserer eigenen Angst und Unsicherheit heraus schadet unserem Kind. Negative Erwartungserhaltungen und Ängste übertragen sich, auch wenn wir sie unter dem Mantel der Fürsorge tarnen möchten. Wie soll ein Kind Selbstvertrauen entwickeln, wenn seine Eltern ihm nichts zutrauen, es vor allen Unebenheiten des Lebens schützen wollen, es gewisse Erfahrungen nicht selber machen lassen?

Welche seiner Wesensanlagen unser Kind entwickelt und

wie es sie entwickelt, hängt also auch von unserem Vor-Leben – seinen Vorbildern – ab (im Regelfall sind es ja zunächst die Eltern).

Wir sollten uns bewußt machen, daß unsere Kinder unser eigenes Verhalten spiegeln, wenn wir bemerken, daß sie ungeduldig, nervös oder nachtragend sind. Wir sollten uns fragen, wie ordentlich wir selber sind, wenn wir sie zum Aufräumen anhalten, wir sollten unsere Freizeitgestaltung kritisch unter die Lupe nehmen, wenn wir uns darüber mokieren, daß sie sich ideenlos vom Fernseher berieseln lassen usw.

Ist das, was wir mit den Bach-Blüten bei unseren Kindern behandeln möchten, nicht zunächst einmal unser Problem?

In der Praxis hat sich gezeigt, daß manche Kinder keine Bach-Blüten-Therapie mehr benötigten, nachdem ihre Eltern damit behandelt wurden. Bewährt hat sich aber auch immer wieder eine gleichzeitige Behandlung von Eltern und Kindern.

3. Wann ist die Bach-Blüten-Behandlung sinnvoll?

Trotz unserer bewußten und unbewußten Beeinflussung – und gerade wegen ihr – ist die Behandlung unserer Kinder mit Bach-Blüten sinnvoll und „gewinnbringend". Wenn auch Bach-Blüten keine Medikamente im üblichen Sinne sind, können sie doch zur Unterstützung der Heilung von akuten Erkrankungen eingesetzt werden.

Dennoch: Bei allen akuten entzündlichen, mit Fieber einhergehenden Erkrankungen oder plötzlich auftretenden Schmerzen sollten Sie unbedingt einen Arzt oder Heilpraktiker aufsuchen!

Die Behandlung mit Bach-Blüten-Essenzen hingegen ist sinnvoll:
- in Notfällen bei Verletzungen oder Schockerlebnissen auf dem Weg zum Arzt oder ins Krankenhaus *(Rescue* = Notfalltropfen);
- bei *akuten Erkrankungen* wie Kinderkrankheiten, grippalen

u. viralen Infekten zur Unterstützung des Heilungsprozesses (in Absprache mit dem behandelnden Arzt);
- bei *chronischen Erkrankungen* mit psychosomatischen Komponenten wie Asthma, Migräne, Neurodermitis zur psychischen Stabilisierung und Unterstützung (nach Absprache mit dem behandelnden Arzt);
- bei akuten oder über einen längeren Zeitraum wiederkehrenden *auffälligen Gemütszuständen* oder *schwierigen Verhaltensweisen*;
- zur Unterstützung und Förderung einer gesunden psychischen Entwicklung, die mit einer Vorbeugung gegen Erkrankungen jeglicher Art einhergeht;
- bei psychischen Krankheitsbildern wie Stottern, Bettnässen, Hyperaktivität, Nägelkauen u.a., allerdings *nur* zur Linderung und *nicht als Ersatz für eine psychotherapeutische Behandlung*.

Wir sollten uns nochmals bewußt machen, daß jede Erkrankung darauf hinweist, daß es zwischen Körper und Seele zu einer Disharmonie gekommen ist, die unser Immunsystem geschwächt hat.

Wir haben diese Schwächung aus welchem Grunde auch immer zugelassen, und die Krankheit zwingt uns nun zur Ruhe, zum Nachdenken und eventuell nach der Genesung zu einem anderen Lebensstil. Sie ist damit also manchmal auch bei Erwachsenen noch für die weitere Entwicklung notwendig. Bei unseren Kindern hingegen sind manche Krankheiten für ihre Entwicklung fast unentbehrlich. Es ist wichtig, daß unsere Kinder Abwehrstoffe bilden, es ist oftmals notwendig, daß sie an „Krisensituationen", die sich in ihren Erkrankungen spiegeln, körperlich und seelisch wachsen. Bach-Blüten-Essenzen sollten daher nicht zur Vermeidung solcher „Krisen" eingesetzt werden, sondern sie sollten die notwenige „Korrektur und Weiterentwicklung" unterstützen.

Bei akuten Erkrankungen ändert sich der Gemütszustand unseres Kindes oft spontan. Bach-Blüten haben eine harmonisierende Wirkung, wenn unser Kind sich wehleidig, quengelig oder äußerst ungeduldig verhält. Es findet mit ihnen leichter sein psychisches Gleichgewicht wieder und entwickelt mehr Kraft, um seine akute Erkrankung zu überstehen.

Bei chronischen Erkrankungen hat sich der Einsatz von Bach-Blüten oft bewährt, wo manche andere Behandlungsmethode nicht angesprochen hat. Hinter immer wiederkehrenden Krankheiten wie Neurodermitis oder Asthma z. B. stehen in vielen Fällen ungelöste Konflikte (eine gleichzeitige Behandlung der Eltern ist sinnvoll).

Bei auffälligen Gemütszuständen: Sie können sich in unterschiedlichster Weise äußern, wie z. B. in akut auftretenden Schlafstörungen, in immer wiederkehrenden aggressiven Schüben, in längerer Appetitlosigkeit oder depressiven Verstimmungen u. a.
   Bach-Blüten-Essenzen können uns Eltern hier eine wirklich wertvolle Hilfe leisten.

Bei schwierigen Verhaltensweisen: Sicherlich ist die Diagnose „schwieriges Verhalten" keine leichte, oftmals eine eher subjektive. Doch es gibt eigentlich immer auch andere Personen, die mit unseren Kindern in Berührung kommen und unsere Beobachtungen objektivieren können. Zeigt unser Kind im Kindergarten die gleiche Ungeduld, spielt es in der Klassengemeinschaft auch ständig „den Kasper", versucht es bei den Großeltern oder Paten ebenfalls ständig im Mittelpunkt zu stehen, . . .?
   Bach-Blüten können also unsere Bemühungen um das psychische Wohl unserer Kinder sinnvoll begleiten und ergänzen.
   Auch wenn es nicht immer leicht für die Eltern ist, das, was ihr Kind in seiner Entwicklung hemmt oder behindert, zu erkennen und somit die richtigen Blüten auszuwählen, ist doch allein das Bemühen, die Behandlung, das Gespräch eine zusätzliche Art von Zuwendung. Die Gewißheit, daß grundsätzlich mit dem Verabreichen von Bach-Blüten nichts falsch gemacht werden kann, sollte Eltern in ihren Bemühungen bestärken.

Allerdings sollten ihnen dabei stets die Grenzen der Selbstbehandlung vor Augen bleiben.

– Bach-Blüten werden den Charakter Ihres Kindes niemals
grundlegend verändern.

– Mit Bach-Blüten läßt sich Ihr Kind weder „pflegeleicht machen" noch manipulieren.

– *Bach-Blüten können und dürfen niemals einen Arzt oder
Heilpraktiker ersetzen.*

IV.
Die Anwendung von Bach-Blüten

1. Die am häufigsten angewendeten Blüten und die ihnen entsprechenden charakteristischen Hauptmerkmale im Verhalten von Kindern

Ängstliche Kinder

Aspen-Kinder verlangen, daß die Tür ihres Zimmers immer mindestens einen Spaltbreit offen steht oder ein Licht in ihrem Zimmer brennen bleibt, weil sie sich vor der Dunkelheit fürchten. Sie leiden unter Ängsten, fürchten sich vor eingebildeten Dingen wie vor dem „schwarzen Mann", vor Gespenstern, vor bösen Geistern u. a. Ihre Angst frustriert sie, weil sie nichts dagegen tun können und dadurch noch mehr Angst bekommen. Das Ergebnis sind Alpträume oder Schlafwandeln mit Sprechen und im wachen Zustand Neigung zu Gewalttätigkeiten und sinnloser Zerstörungswut ohne ersichtlichen Anlaß.

Mimulus-Kinder sind übermäßig ängstlich, wobei ihre Ängste ganz konkreter Natur sind. Sie reagieren überempfindlich auf äußere Reize (Gewitter, lauten Streit, Spinnen, Schlangen usw.).
Ein Arztbesuch mit einem Mimulus-Kind kann sehr schwierig sein. Soll es z. B. eine Spritze bekommen, wird es sich mit allen Kräften und vielleicht auch lauthals wehren. Ältere Kinder zeigen sich eher schüchtern und zurückhaltend. Sie tauen nur sehr langsam auf, geben sich gehemmt, erröten, wenn sie angesprochen werden.

Unsichere Kinder

Cerato-Kinder wirken unselbständig und naiv, scheinen sich vor jeder Verantwortung zu fürchten. Sie kosten die Eltern viele Nerven, da sie jede ihrer Antworten mit einer neuen Frage quittieren, jede eigene, schwer getroffene Entscheidung neu hinterfragen. Diese Kinder wissen nicht, wie sie sich beschäftigen sollen und übernehmen leicht Verhaltensweisen anderer Kinder. Sie fragen ständig um Rat und lassen sich dann leicht „einen Bären aufbinden".

Gentian-Kinder geben leicht auf. Bereits kleinere Fehlschläge können sie entmutigen, und deshalb sind sie auch nicht bereit, es noch einmal zu versuchen.

Das Gentian-Kleinkind wird seinen umgefallenen Bauklötzchenturm nicht nur bitterlich beweinen, sondern sich auch weigern, ihn nochmals aufzubauen. Für das Schulkind gilt schon nach einer schlechten Klassenarbeit felsenfest die Tatsache: „Das lerne ich nie!"

Larch-Kinder sind schüchtern und weinen schnell. Die Erwartung zu versagen verstärkt sich mit jedem neuen Versagen und ruft immer weiteres Versagen hervor. Dieser Teufelskreis zeigt sich besonders in der Schule, wo aus der Angst, sich zu blamieren, die Überzeugung von der eigenen Unfähigkeit tatsächlich zu schlechten Leistungen führt. Larch-Kinder erröten leicht, bringen oft keine Antwort heraus und neigen zum Stottern.

Eigenwillige Kinder

Beech-Kinder sind frech, äffen andere nach und machen sich über sie lustig. Sie hänseln und verspotten, wo sie können, sie wissen alles besser und nörgeln an allem herum. Daß sich diese Kinder unbeliebt machen, stört sie wenig; es ist ihre Art, mit Enttäuschungen und Verletzungen ihres Selbstwertgefühls umzugehen. Über die Gefühle anderer Menschen setzen sie sich hinweg.

Holly-Kinder sind leicht reizbar. Sie neigen zu Jähzorn und heftigen Wutausbrüchen. Als Kleinkinder schleudern sie das Spielzeug in die Ecke oder schlagen um sich. Sie dulden keinen Widerspruch und sind ausgesprochen neidisch und eifersüchtig. Nur geduldiges Zureden macht Holly-Kinder allmählich vernünftigen Argumenten zugänglich. Bei Schulkindern kann die extreme Reizbarkeit zu stark aggressivem Verhalten führen. Kommt es gar zu grausamen Haßreaktionen und gefährlichen Rachefeldzügen, wird die Lage so bedrohlich, daß nach den Gründen gefragt werden muß! In diesem Fall sollte unbedingt die Hilfe eines Therapeuten in Anspruch genommen werden.

Vine-Kinder sind frech und unbeugsam. Aus den „kleinen Tyrannen", die ihren Eltern auf dem Kopf herumtanzen, werden später die Anführer, die schwächere Mitschüler terrorisieren. Während sie als kleine Kinder noch kratzen, beißen und sich prügeln, wenn sie nicht ihren Willen bekommen, kann es vorkommen, daß sie, älter geworden, Gegenstände mutwillig zerstören und (oder) auf Erwachsene einschlagen.

Water-Violet-Kinder sind leise und ruhig. Sie wirken frühreif und altklug und benehmen sich wie kleine Erwachsene. Diese Kinder prügeln sich nie und halten sich möglichst aus jedem Streit heraus. Sie beschäftigen sich gerne allein und sind daher für die Eltern sehr angenehme, pflegeleichte Kinder. Doch mit zunehmenden Alter äußert sich ihre Eigenbrötelei in Hochmut, Stolz und Überheblichkeit. Sie reagieren herablassend und arrogant auf Vorwürfe unter dem Motto: „Bist du jetzt fertig?" und lassen sich nichts vorschreiben.

Liebebedürftige Kinder

Centaury-Kinder sind lieb, eigentlich nie ungezogen. Sie geben sich „pflegeleicht" und unproblematisch, sind ausgesprochen fleißig und fallen nur angenehm auf. Doch hinter diesem Verhalten steckt eine tiefe Angst, nicht mehr geliebt oder gar abgelehnt zu werden, sobald sie eigenen Willen zeigen. Als Kleinkinder machen sich diese Kinder ständig „lieb Kind", um Anerkennung zu erhalten. Ihre Angst vor Sympathieverlust ist bald so groß, daß sie sich bereitwillig anderen unterordnen. So lassen sie sich dann nicht nur ausnutzen, sie setzen sich häufig nicht einmal zur Wehr, wenn sie verprügelt werden.

Chicory-Kinder sind äußerst liebebedürftig. Sie können schlecht allein sein und versuchen mit ihren Tränen Mitleid zu erzeugen. Als Kleinkinder erzwingen sie durch nächtliches Weinen die Zuwendung der Eltern. Allzu gutmütige Eltern werden von ihren Chicory-Kindern tyrannisiert. Unsichere Eltern haben es mit Chicory-Kindern nicht leicht, denn sie reagieren auf jede Ablehnung mit Selbstmitleid und können keinen Tadel einstecken. Sie nehmen jede Kritik persönlich, obwohl sie selbst andere liebend gern tadeln und ständig Verbesserungsvorschläge parat haben.

Heather-Kinder sind sehr anhänglich und können schlecht allein sein. Sie brauchen ständig Publikum und erzwingen es auch durch ihre große Wehleidigkeit. Als Kleinkinder fallen sie durch ihren übermäßigen Redefluß auf. Sie unterbrechen Erwachsene in ihrem Gespräch, drängen sich dazwischen und schreien Zeter und Mordio, wenn sie dabei auf Widerstand stoßen. Mit zunehmendem Alter kristallisieren sich eine übertriebene Eitelkeit und ein übermäßiges Geltungsbedürfnis heraus. Die Kinder gelten dann als Angeber und sind sehr unbeliebt, weil sie kein Gespür für die Bedürfnisse anderer Menschen besitzen.

Unausgeglichene Kinder

Agrimony-Kinder wirken immer fröhlich und gutgelaunt. Sie sind kontaktfreudig und durch ihre Späße sehr beliebt. Schon als Kleinkinder ziehen sie mit ihrem kindlichen Charme alle Erwachsenen in ihren Bann. Zwar schwindeln sie gerne, da sie jedem tieferen Gespräch lieber aus dem Weg gehen, doch gerade diese Konfliktscheu macht sie zu scheinbar „pflegeleichten"

Kindern, angenehmen Freunden. Mit zunehmendem Alter können sie zwar immer noch Unangenehmes erstaunlich schnell wegstecken, doch ihre innere Hochspannung nimmt zu. Sie wollen sich keine Schwächen eingestehen, sich keinen inneren und äußeren Konflikten stellen. Wenn es ihnen dann z. B. nicht mehr gelingt, sich durch Albern oder Kaspern in der Klassengemeinschaft Anerkennung zu verschaffen, geht es ihnen schlecht. Ihre Gefühle, die sie sicherheitshalber nie preisgegeben haben, bekommen nun keine Luft mehr, verharren in einem inneren Gefängnis.

Impatiens-Kinder sind unausgeglichen und oft unzufrieden. Sie sind ständig in Bewegung, und nichts geht ihnen schnell genug. Als Kleinkinder verlieren sie bei jedem Spiel schnell die Geduld. Sie können weder warten noch sich lange mit einer Sache beschäftigen. Selbst wenn sie müde werden, macht sie das wütend.

Als Schulkinder sind sie reizbar, ungeduldig mit sich selbst und anderen. Ihre Entscheidungen sind impulsiv, und aufgrund ihrer Hektik können sie sich nicht mit Dingen, die Ausdauer erfordern, beschäftigen. Sie neigen zu Flüchtigkeitsfehlern und Vergessen, weil ihre Eile sie ständig weitertreibt.

Scleranthus-Kinder sind unausgeglichen und neigen zu ständigen Stimmungsschwankungen. Mal sind sie voller Freude, mal niedergeschlagen, manchmal liebenswert, manchmal ungenießbar, zuweilen zugänglich, dann wieder völlig verschlossen. Als Kleinkinder können sie nicht stillsitzen, beginnen ein Spiel, um es nach kurzer Zeit wegzupacken und sich etwas anderem zuzuwenden. Als Schulkinder gelten sie als unzuverlässig, denn sie halten sich nicht an Verabredungen. Ihre Meinungen ändern sie ebenso schnell wie ihre Laune. Sie wirken „schusselig", hören nicht zu und vergessen Aufgaben und Lerninhalte. Doch auf schlechte Leistungen folgen auch hier wieder Perioden guter Mitarbeit, so daß die Palette ihrer Notenskala alle Schattierungen zeigt.

Unkonzentrierte Kinder

Chestnut Bud-Kinder sind unaufmerksam und wirken zerstreut. Oft reagieren sie unwillig und trotzig, wenn sie in ihrem Verhalten getadelt werden. Sie sind unfähig, aus einmal gemachten Fehlern zu lernen. Ob sie nun häufig ihr Turnzeug liegenlassen, immer wieder mit aufgeschürften Knien und Prellungen nach Hause kommen, ob sie jeden Morgen erst im letzten Moment das Haus verlassen und ein Chaos zurücklassen, ob sie mal wieder ihre Hausaufgaben vor sich hergeschoben und sie dann vergessen haben – solange sich ihre Wahrnehmung und Aufmerksamkeit für ihr eigenes Verhalten nicht ändert, werden die Eltern an ihnen „herumerziehen" und die Chestnut Bud-Kinder allergisch auf die „elterliche Fürsorge" reagieren.

Clematis-Kinder sind immer ein bißchen abwesend und verträumt. Sie bauen gerne Luftschlösser und denken bevorzugt an schöne Dinge. Als Kleinkinder zeigt sich ihr unkonzentriertes Verhalten in häufigem Stolpern und im versehentlichen Umwerfen von Gegenständen. Als Schulkinder wirken sie lustlos und unmotiviert, da ihre Gedanken ständig woanders sind. Auch praktische Tätigkeiten verrichten sie mit wenig Interesse und haben deshalb dabei oft „zwei linke Hände". Clematis-Kinder sind gerne allein, und was Lehrer oder andere Kinder von ihnen denken, tangiert sie kaum. Sie gelten jedoch als phantasievoll und künstlerisch sehr begabt.

Kinder mit hohen Anforderungen an sich selbst

Crab Apple-Kinder sind äußerst sauber, penibel und ordnungsliebend. Als Säuglinge haben sie ihr Spielzeug aus dem Kinderwagen geworfen, als Kleinkinder waschen sie sich häufig die Hände und „flippen aus", wenn ihr Sweatshirt einen Fleck bekommen hat. Sie entwickeln einen regelrechten Ekel gegen jede Art von Schmutz und ein übertriebenes Sauberkeits- und Ordnungsbedürfnis. In der Schule gelten sie als Musterschüler, zeigen selbst in den Fächern, die sie nicht mögen, sehr gute Leistungen.

Rock Water-Kinder zeigen sich stur und unnachgiebig, gelten jedoch auch als besonders brav und fleißig. Was negativ auffällt, ist ihr Hang zum Perfektionismus, was positiv anmutet, ist die auffallende Disziplin. Hinter allem steht die Unzufriedenheit mit der eigenen Leistung und der Wunsch, alles 150prozentig machen zu wollen. So besteht schon das Kleinkind darauf, daß der Turm so und nicht anders gebaut wird, malt das Schulkind das Bild, mit dem es unzufrieden ist, ein zweites Mal.

Rock Water-Kinder sind sehr ehrgeizig, nicht aus Angst vor Kritik, sondern aus einem inneren Bedürfnis heraus. Oft haben sie die Arbeitsmoral der Eltern übernommen. Obwohl sie pflichtbewußt sind und als zuverlässig gelten, sind sie durch ihre „strenge Art" nicht besonders beliebt.

Vervain-Kinder sind aufgeweckt und ehrgeizig. Ihre Begeisterungsfähigkeit ist so groß, daß sie sich häufig beim überschäumenden Erzählen verhaspeln und/oder sogar ins Stottern kommen. Ihre überschwengliche Art kann Eltern den letzten Nerv kosten, wenn sie sich vordrängeln, in das Gespräch einmischen oder selbst abends kein Ende finden können. Als Schulkinder reden sie ungefragt dazwischen oder schnalzen beim Sichmelden so lange und so laut mit den Fingern, bis sich der Lehrer geschlagen gibt und sie dran nimmt. Vervain–Kinder zeigen trotz ihres großen Ehrgeizes oft nur mäßige Leistungen, weil sie ihre Begeisterung nicht auf alle Fächer legen können. Berechtigte Kritik, sogar einen Klaps, stecken sie weg, ohne mit der Wimper zu zucken, bei Ungerechtigkeiten hingegen „gehen sie auf die Palme".

2. Die Anwendung von Bachblüten bei Schwangeren, Babys und Kleinkindern

Bachblüten während der Schwangerschaft

Die Erfahrungen mit Bach-Blüten während der Schwangerschaft sind ausgesprochen positiv.

Die Bach-Blüten harmonisieren die normalen, oft plötzlich auftretenden Stimmungsumbrüche und die wechselnden seelischen Gemütsschwankungen der Mutter und kommen dem Kind zugute.

Welche Blüten für welche Gemütslage?

- wenn die Schwangerschaft ein Schock ist, *Star of Bethlehem*;
- gegen unbestimmte Ängste (vor der Umstellung, möglichen Komplikationen oder vor den Schmerzen) *Mimulus*;
- gegen Schwangerschaftsdepressionen *Mustard*;
- wenn man sich unförmig und häßlich findet, *Crab Apple*;
- gegen die Angst, der zukünftigen Mutterrolle nicht gewachsen zu sein, *Elm*;
- gegen extreme Angst kurz vor dem Entbindungstermin *Rock Rose*.

Unmittelbar vor der Geburt wird häufig *Rescue* eingesetzt, da die Geburt für viele Frauen eine große seelische Belastung darstellt. Die Erfahrung hat gezeigt, daß viele Frauen mit den Notfalltropfen eine leichtere Entbindung haben und sich auch anschließend schneller von den Strapazen erholen. Auch für das Kind ist der Vorgang der Geburt ein energetischer Schock (Star of Bethlehem).

Bach-Blüten für die Mutter nach der Geburt

- gegen Wochenbettdepressionen *Mustard*;
- gegen Schmerzen am Dammschnitt *Rescue, Crab Apple*;
- gegen Überängstlichkeit *Red Chestnut*;
- gegen Mutlosigkeit *Gentian*.

Bach-Blütenkonzentrate wirken harmonsierend, und eine Über-dosierung ist nicht möglich. Deshalb können sie bereits Säug-lingen verabreicht werden, wie z. B. *Star of Bethlehem* unmit-telbar nach der Geburt. Solange gestillt wird, kann die Mutter die Bach-Blüten ihrem Kind über die Muttermilch zuführen, also selber einnehmen.

Bach-Blüten für Babys

Bei Säuglingen haben sich Bach-Blüten-Essenzen vor allem zur Behandlung von Schlafstörungen und Unruhezuständen be-währt.

Manche Babys machen sich in den ersten Wochen und Mo-naten Nacht für Nacht immer wieder weinend oder schreiend bemerkbar, ohne daß körperliche Ursachen wie Blähungen, Wundsein oder auch nur Hunger erkennbar wären. Diesen Schlafstörungen können unterschiedliche Ursachen zugrunde liegen:

– Bereits während der Schwangerschaft hat der psychische Druck, unter dem die Mutter stand, den Schlafrhythmus des Ungeborenen beeinflußt.
– Die Geburt war ein traumatisches Erlebnis für den Säugling.
– Die neue Umgebung ist gekennzeichnet durch viel Lärm und Unruhe (Reizüberflutung).

Wenn Säuglinge also aufgrund ihrer empfindsamen Veranlagung mit Schlafstörungen reagieren, kann ihnen mit *Rescue* (Notfall-tropfen) geholfen werden (4 Tropfen auf 0,2 l Wasser oder Tee werden in kurzen Abständen über die Flasche oder auf einem Plastiklöffel verabreicht).

Nächtliche Unruhe kann jedoch auch ganz andere Ursachen ha-ben. Vielleicht haben die Eltern bei den ersten aufgetretenen Unpäßlichkeiten des Säuglings überreagiert, und nun hat sich dieser gemäß seiner Anlage an die nächtliche Zuwendung ge-wöhnt:

Bach-Blüten für den in der Nacht unruhigen Säugling

- gegen die Angst vor dem Alleinsein *Mimulus*;
- gegen den Hang nach ständiger Aufmerksamkeit *Heather*;
- gegen die Ungeduld, wenn nicht gleich jemand kommt *Impatiens*;
- gegen den Zwang, einen Elternteil immer bei sich haben zu wollen, *Chicory*;
- wenn der Säugling allzu leicht zornig reagiert, *Holly*;
- wenn der Säugling sich allzu eng an einen Elternteil klammert, *Red Chestnut*.

Damit der Säugling seinen natürlichen Schlafrhythmus finden kann, empfiehlt es sich zudem, ihn nicht bei jedem Schreien hochzunehmen. Für einige Zeit an seinem Bett sitzen zu bleiben, ihn mit leiser, ruhiger Stimme zu trösten und sanft zu streicheln, hilft ihm, leichter wieder in den Schlaf zu kommen.

Verschiedene Bach-Blüten können auch den übernächtigten, strapazierten Eltern helfen:

Bach-Blüten für die übernächtigten Eltern

- gegen die Überängstlichkeit um das Baby *Red Chestnut*;
- gegen körperliche und seelische Erschöpfung *Olive*;
- gegen die Angst, etwas falsch zu machen, *Mimulus*;
- gegen das Gefühl, nicht genug für das Baby zu tun, *Pine*;
- für ein besseres Gespür dafür, was für das Baby zu tun ist, *Cerato*.

Auch der an keine Tages- oder Nachtzeit gebundenen ständigen Unruhe eines Säuglings können Eltern durch Bach-Blüten Abhilfe schaffen. Hier handelt es sich meist um die ersten Anzeichen eines typischen: „Kleinen Tyrannen".

Bach-Blüten für den „Kleinen Tyrannen"

(Siehe auch: Bach-Blüten für den in der Nacht unruhigen Säugling)
– gegen das Bedürfnis, sich durchsetzen zu müssen, *Vine*.

Liebevolle Konsequenz ist angesagt, wenn Sie merken, daß sich Ihr Kind zu einem kleinen Tyrannen entwickeln könnte. Es muß lernen, daß es sich auch einmal alleine beschäftigen muß. Vertrauen und Sicherheit sollen wachsen, es sollte sich Ihrer Nähe sicher sein, wenn es schreit, doch darf es nicht die Erfahrung machen, daß seine Eltern ununterbrochen für es da sind.

Unsichere und allzu besorgte Eltern können sich mit Bach-Blüten ihrer neuen Rolle besser stellen:

Bach-Blüten für unsichere und besorgte Eltern

– gegen die allzu große Sorge um das Baby *Red Chestnut*;
– für das eigene Selbstvertrauen, daß Sie kommenden Aufgaben gewachsen sein werden, *Larch*;
– gegen die Angst, etwas falsch zu machen, *Mimulus und Pine*;
– für die gelöste Haltung: „Mein Gefühl wird mir das Richtige sagen" *Cerato*.

Wenn ihr Baby weder Schlafstörungen noch übermäßige Unruhe zeigt und sich auch nicht als „kleiner Tyrann" gibt, wäre es dennoch möglich, daß Bach-Blüten einen bereits sich manifestierenden psychischen Seelenzustand lösen könnten.

Verschiedene andere Bach-Blüten für den Säugling

– für das immer gutgelaunte Baby *Agrimony*;
– für das Baby, das in seiner eigenen Welt zu leben scheint, das viel schläft, für seine Mahlzeiten wenig Interesse aufbringt *Clematis*;
– für das sehr schreckhafte Baby *Star of Bethlehem*;
– für das quengelnde, zahnende Baby *Crab Apple*

(als Reiniger), *Impatiens* (gegen die Ungeduld) und *Walnut* (um die Zeit des Übergangs zu erleichtern);
- für das ansonsten freundliche Baby, das plötzlich aggressiv oder weinerlich ist, *Chicory*.

Viele Bach-Blüten haben sich bereits bei den Babys bewährt, doch wird empfohlen, bei Kindern unter einem Jahr nicht mehr als drei Blüten zu verabreichen und die Blüten nicht allzu lange zu geben, da der Stimmungswechsel in diesem jungen Alter sehr schnell eintritt.

Darüber hinaus hat man festgestellt, daß in dieser frühen Lebensphase eine starke energetische Verbindung zwischen der Mutter (dem Vater oder einer anderen wichtigen Beziehungsperson) und dem Säugling besteht, so daß es oft ausreicht, wenn die Mutter (der Vater oder die andere Beziehungsperson) die Bachblüten einnimmt.

Bach-Blüten für Kleinkinder

Im Kleinkindalter werden viele wichtigen Schritte zu einer zukünftigen unabhängigen Persönlichkeit zurückgelegt.

Gleichzeitig ist das Kleinkindalter eine schwierige, von mancherlei Infektionen und Kinderkrankheiten begleitete Zeit. In dieser Zeit, in der der Körper lernt, Abwehrstoffe zu bilden, kann eine Begleitung durch Bach-Blüten von großem Nutzen sein, ebenso wie für eine positive Entfaltung der kleinen Persönlichkeit. Die meisten psychischen Störungen, die im späteren Leben auftreten, haben ihre Ursache in den ersten sieben Lebensjahren.

Kleinkinder reagieren meist besser und schneller auf die Bach-Blüten-Essenzen als Erwachsene. Sie setzen den Blüten keine inneren Widerstände entgegen, und ihre Verhaltensmuster sind noch weniger verfestigt. Außerdem hinterfragen sie den Behandlungsansatz nicht. Erstaunlicherweise sind sie sogar selbst in der Lage, die ihnen entsprechenden Bach-Blüten herauszusuchen. Mühelos wählen sie unter den 38 Fläschchen die für sie richtigen Blüten und lassen sich auch nicht von ihrer Wahl abbringen.

Wenn Eltern die Verhaltensweisen ihres Kindes jedoch völlig anders einschätzen, dann sollten sie prüfen, wieviel ihre Einschätzung eventuell mit ihrem eigenen Verhalten zu tun hat. Das Verhalten der Eltern kann nämlich die Ursache für eine Auffälligkeit im Verhalten des Kindes sein. Möchten Sie dem Kleinkind z. B. *Impatiens* gegen sein oft ungeduldiges Verhalten geben, sollten Sie sich fragen, wie es mit Ihrer Geduld bestellt ist. Möchten Sie Ihrem Kind mit der Blüte *Larch* mehr Selbstvertrauen schenken, so sollten Sie kritisch betrachten, wie sich Ihre Erziehung auf das Wachsen seines Selbstvertrauens auswirkt.

Wie Babys sollten auch Kleinkinder nicht zuviele Blüten gleichzeitig nehmen. Sie brauchen geringe Dosen, und die Abstände beim Wechseln der einzelnen Blüten-Essenzen sind kürzer.

Wichtig: Zu einer positiven Entfaltung der Persönlichkeit des Kleinkindes gehört auch das Durchleben der Trotzphase. Sie ist keine leichte Zeit für die Eltern, aber eine äußerst wichtige Phase für das Kind. Sie ist seine erste Suche nach seiner Persönlichkeit und eine erste Abgrenzung zu den Eltern. Jedes allzu starke Unterdrücken des Trotzes, jedes Brechen des kindlichen Willens kann der psychischen Entwicklung schaden und zukünftige Verhaltensweisen festlegen, die zu einem späteren Zeitpunkt schwer zu entschlüsseln und aufzulösen sind. Dennoch gilt: Mit Bach-Blüten können Eltern ihrem Kind in seiner Trotzphase helfen und sich selbst die Zeit erleichtern.

Für das trotzige Kleinkind

- gegen Ungeduld *Impatiens*;
- gegen die Aggressivität *Holly*;
- gegen das Bemühen ständig den eigenen Willen
  durchzusetzen, *Vervain*;
- gegen die Neigung, ständig andere überzeugen
  zu wollen, *Vine*.

Für die Eltern während der Trotzphase ihres Kindes

– für mehr Geduld *Impatiens*;
– für mehr körperliche und seelische Kraft *Olive*;
– für mehr Gelassenheit, einen liebevolleren Umgang *Holly*;
– für größere Toleranz dem kindlichen Verhalten gegenüber *Beech*.

3. Die Anwendung bei Schulkindern

Angst vor dem Schulanfang

Es gibt nur wenige Kinder, die sich nicht auf diesen neuen Lebensabschnitt freuen. So groß die Freude aber auch ist, endlich ein „großes Kind", ein Schulkind zu sein, sie ist fast immer mit ein wenig Furcht oder Angst verbunden. Was erwartet mich? Werden die Lehrer nett zu mir sein? Werde ich Freunde finden? Wie werde ich mich anstellen beim Lesenlernen, beim Rechnen usw.?

Sollten Sie bei ihrem Kind zu Beginn seiner Schulzeit versteckte Ängste spüren, äußert es sie gar, so kann ihm für die vorübergehende Schulangst (bedingt durch den Wechsel in eine neue Lebensphase) geholfen werden.

Bewährte Mischung für Schulanfänger:

– für einen sanften Wechsel in eine neue Lebensphase *Walnut*;
– für eine positive Einstellung gegenüber Neuem *Gentian*;
– gegen die Angst vor Neuem *Mimulus*.

Eventuell zu ergänzen mit:
– *Honeysuckle* gegen die zu enge Bindung an das Elternhaus;
– *Larch* für mehr Selbstvertrauen.

Immer wieder auftretende Schulangst

Bei einigen Kindern wird die Angst nach dem Schulanfang zu einer Art Dauerangst. Diese kann verschiedene Ursachen haben wie z. B. Schwierigkeiten mit dem Lehrer, Probleme mit den Klassenkameraden, Angst vor Mitschülern, Überforderung usw.

Nur wenige Kinder sprechen über ihre Angst, weil sie diese nicht gerne zugeben, weil sie ihre Eltern nicht belasten wollen oder weil sie meinen, alleine damit fertig werden zu können. Wenn sie aber gegen ihre Ängste ankämpfen, sie unterdrücken oder verdrängen wollen, können körperliche Symptome wie Kopf- oder Bauchschmerzen und/oder Schlafstörungen auftreten. Falls Sie solche Anzeichen bemerken oder feststellen, daß Ihr Kind immer wieder unmittelbar nach Ende der Ferien krank wird und Sie organische Ursachen ausschließen können, sollten Sie handeln. Versuchen Sie im Gespräch mit Ihrem Kind, die Gründe für seine Schulangst herauszufinden. Auch die Eindrücke und Beobachtungen der Lehrer können Ihnen Aufschlüsse geben. Hat es evtl. Mißverständnisse gegeben, kommt Ihr Kind nicht mit seinen Mitschülern zurecht, ist es den Anforderungen des Lernstoffes nicht gewachsen, hat es Lernschwierigkeiten (siehe unter D.), steht es unter Leistungsdruck, weil es Ihre Wünsche und Erwartungen erfüllen möchte, sollte ein Schulwechsel in Betracht gezogen werden? Nach den klärenden Gesprächen können Sie Ihrem Kind dann mit den folgenden Bach-Blüten helfen.

Bewährte Mischungen gegen dauernde Schulängste

- gegen die Ängste, nicht gemocht zu werden, zu versagen *Mimulus*;
- für mehr Selbstvertrauen in die eigene Leistungsfähigkeit *Larch*;
- gegen schlimme Erwartungen, negative Grundeinstellung *Gentian*.

Eventuell zu ergänzen mit:
- *Rock Water* bei Leistungsdruck durch zuviel eigenen Ehrgeiz;
- *Beech* bei Ablehnung durch die Klassengemeinschaft wegen seiner Intoleranz;
- *Vine* bei Ablehnung durch die Klassengemeinschaft wegen seiner bestimmenden Art;
- *Sweet Chestnut* gegen abweisendes Verhalten wie (je nach Alter) Weinen, bockiges Schweigen;
- *White Chestnut* gegen Schlafstörungen bei chronischen Schulängsten;
- *Star of Bethlehem* nach einer großen Enttäuschung in der Schule.

Prüfungsängste

Prüfungsängste gehören zu den Versagensängsten. Wer kennt es nicht, das sogenannte „Brett vor dem Kopf"? Man will etwas besonders gut machen, und was passiert? Die Nerven streiken, alles Gelernte ist wie weggeblasen, man scheint völlig blockiert.

Bei vielen Kindern tauchen diese Prüfungsängste zum ersten Mal in der Schule auf, und oft entwickeln sich aus ihnen allgemeine Versagensängste, die sich durch das ganze weitere Leben ziehen. Die Kinder haben eine negative Erfahrung bei einer Prüfung gemacht, fürchten das nächste Mal, und ihre Angst läßt sie wieder durchfallen. So entsteht ein Teufelskreis, der nur schwer durchbrochen werden kann. Versuchen Sie Ihrem Kind zu helfen, bevor es in diesen Teufelskreis kommt. Hinterfragen Sie Ihre Erwartungen in bezug auf die Schulleistungen Ihres Kindes. Haben Sie sein Vertrauen in die eigenen Fähigkeiten gestärkt? Haben Sie Ihr Kind des öfteren gelobt, seine Leistungen anerkannt? Haben Sie ihm nach einer schlechten Arbeit Mut zugesprochen? Haben Sie ihm eventuell Vorwürfe wegen schlechter Noten gemacht? Haben Sie häufig Vergleiche mit den Schulleistungen der Geschwisterkinder gestellt usw.?

Bewährte Mischungen gegen Prüfungsängste

- wenn bei Ihrem Kind plötzlich Versagensängste auftreten, das Kind Zweifel anmeldet, es zu schaffen, *Elm*;
- wenn Ihr Kind allgemein an einem Mangel an Vertrauen in die eigene Leistungsfähigkeit leidet, *Larch*;
- wenn Ihr Kind Angst hat zu versagen, *Mimulus*;
- wenn Ihr Kind sehr ehrgeizig ist und alles perfekt machen möchte, *Rock Water*;
- wenn Ihr Kind von vornherein ein negatives Ergebnis erwartet, *Gentian*;
- wenn Ihr Kind schon einmal eine negative Erfahrung mit einer Prüfung gemacht hat, *Honeysuckle*.

Lernschwierigkeiten

Bevor Sie nach Bach-Blüten für die Lernschwierigkeiten Ihres Kindes suchen, sollten Sie wie bei der Schulangst nach den Ursachen forschen, d. h. klärende Gespräche mit Ihrem Kind und den Lehrern führen.

Lernschwierigkeiten können durch die verschiedensten Gemütszustände hervorgerufen werden wie z. B. das Fehlen von Motivation oder Ausdauer, eine unbewußte negative Erwartungshaltung, mangelndes Selbstvertrauen, fehlende Konzentration aus unterschiedlichen Gründen usw. Manchmal liegen auch verschiedene Ursachen gleichzeitig vor. Außerdem sollten Sie Ihre Ansprüche an Ihr Kind überprüfen. Setzen Sie vielleicht unbewußt Ihr Kind durch zu hohe Erwartungen unter Druck, so daß es frustriert oder gar resigniert blockiert hat? Hat es Konzentrationsschwierigkeiten, weil es immer mehrere Dinge gleichzeitig tut (z. B. Hausaufgaben beim Fernsehen, Musikhören oder gleichzeitigem Essen), ist von einem hektischen Familienleben umgeben, hat keinen Ort, wo es sich zurückziehen kann?

Bitte bedenken Sie: Aus welchem Grunde auch immer es zu Lernschwierigkeiten bei Ihrem Kind gekommen ist, sie sind nun einmal da, und weder Strafen noch Vorwürfe werden ihm helfen.

Mischungen gegen Lernschwierigkeiten

Als Grundblüte für Mischungen gegen Lernschwierigkeiten hat sich die Bach-Blüte *Chestnut Bud* bewährt. Es ist aber durchaus sinnvoll, sie nicht allein zu verabreichen, sondern sie je nach Bedarf mit anderen Blüten zu mischen:

- wenn Ihr Kind ständig müde wirkt und sehr schnell erschöpft ist, *Olive*;
- wenn Ihrem Kind die Ausdauer fehlt, es zu schnell aufgibt, *Gentian*;
- wenn ihm die Motivation fehlt, *Wild Rose*;
- wenn Ihr Kind unausgeglichen und sprunghaft ist, *Scleranthus*;
- wenn Ihr Kind kein Vertrauen in die eigenen Leistungen hat, *Larch*;
- wenn Ihr Kind zerfahren wirkt, sich immer wieder verzettelt, *Crab Apple*;
- wenn ihm nichts schnell genug geht, weil es unruhig ist, es zu Flüchtigkeitsfehlern neigt, *Impatiens*;
- wenn Ihr Kind unter einer Trennung leidet, *Honeysuckle*;
- wenn Ihr Kind unter der Monotonie von Schule und Alltag leidet, es antriebslos ist, *Hornbeam*;
- wenn Ihr Kind sich leicht ablenken läßt, *Agrimony*;
- wenn Ihr Kind geistig abwesend ist, es mit seinen Gedanken mehr in der Zukunft ist und vor sich hinträumt, *Clematis*.

Verhaltensauffälligkeiten in der Schule

Bitte bewahren Sie die Ruhe, wenn Sie wegen des Verhaltens Ihres Kindes von einem Lehrer zu einem Gespräch gebeten werden.

Wenn sich Ihr Kind in der Schule auffällig verhält, zeigt es meist unbewußt, daß es ihm wegen irgendeiner Sache nicht gut geht. Ist Ihnen zu Hause keine Veränderung aufgefallen, sind die Ursachen für sein Verhalten mit größter Wahrscheinlichkeit in seinem schulischen Umfeld zu suchen. Hat Ihr Kind sich auch im familiären Rahmen verändert (ist z. B. aggressiv geworden), so wäre es gut, auch den Kinderarzt oder einen Erziehungsberater oder Schulpsychologen hinzuzuziehen. So unterschiedlich wie das Verhalten (Blödeleien, Raufen, Aggressivität) können auch die Gründe dafür sein.

Bewährte Mischungen für Pausenclowns

- wenn sich Ihr Kind hinter einer immer fröhlichen Fassade versteckt, *Agrimony*;
- wenn Ihr Kind immer sein Publikum braucht, *Heather*;
- wenn Ihr Kind unruhig und nervös ist, *Impatiens*;
- wenn Ihr Kind sein Minderwertigkeitsgefühl zu überspielen versucht, *Larch*;
- wenn Ihr Kind seine innere Verzweiflung mit übertriebener Fröhlichkeit zu überdecken sucht, *Sweet Chestnut*.

Bewährte Mischungen für unruhige und aggressive Kinder

- wenn Ihr Kind ungeduldig und voller innerer Hektik ist, *Impatiens*;
- wenn Ihr Kind voller innerer Spannung ist, *Cherry Plum*;
- wenn Ihr Kind Minderwertigkeitsgefühle hat, *Larch*;
- wenn Ihr Kind sich nicht einordnen kann, *Heather*;
- wenn Ihr Kind innerlich verzweifelt ist und abweisend reagiert, *Sweet Chestnut*;
- wenn Ihr Kind starke aggressive Gefühle zeigt, *Holly*;
- wenn Ihr Kind seelisch verletzt wurde, *Star of Bethlehem*.

Auf alle Verhaltensauffälligkeiten sollten Sie gelassen reagieren. Ihr Kind ist bereits verunsichert und auch unglücklich über die ihm fremden Gefühle. Es empfindet vielleicht schon einen Mangel an Anerkennung oder Zuwendung, benötigt jetzt Ihr Verständnis, Ihre Geduld und vor allem Ihre Liebe.

Vielleicht sollten Sie ebenfalls zu einer bewährten Bach-Blüten-Mischung greifen:

Für Eltern von unruhigen bzw. aggressiven Kindern

- für mehr Geduld im Umgang mit Ihrem Kind *Impatiens*;
- für mehr Toleranz gegenüber Ihrem Kind *Beech*;
- gegen die Wut auf Ihr Kind *Holly*.

4. Die Anwendung bei verschiedenen Krankheiten

Die Bach-Blüten-Therapie eignet sich nicht nur dazu, psychische Störungen und innere Konflikte zu beheben, sie kann auch körperliche Leiden lindern, sofern diesen psychische Ursachen zugrunde liegen. Auf den nachfolgenden Seiten habe ich verschiedene Erkrankungen aufgeführt, bei denen sich Behandlungen mit Bach-Blüten (auch begleitend) bewährt haben.

Allergie

Die Zahl der an Allergien leidenden Menschen nimmt von Jahr zu Jahr zu. Da die Allergie als Folge einer Unverträglichkeit gegenüber bestimmten Substanzen auftritt, können Bach-Blüten Linderung verschaffen. Zur Anwendung kommen Essenzen, die den Menschen toleranter machen.

- Gegen die tiefsitzende, unbewußte Intoleranz *Beech*.
  Das Basismittel bei Allergien. Es kann alleine gegeben oder mit anderen Mitteln kombiniert werden.
- Bei sehr starken bis aggressiven Reaktionen *Holly*.
  Wer psychisch mit übermäßiger Gereiztheit und auch körperlich mit besonders hartnäckigen Niesattacken reagiert, sollte die Bach-Blüten-Essenz *Holly* zufügen (auch bei allergischem Schock).

Augenerkrankungen

Wie jedes Organ unseres Körpers reagieren auch die Augen auf den Zustand unserer Psyche. Das heißt, daß Bach-Blüten-Essenzen bei Erkrankungen der Augen ebenfalls zum Einsatz kommen können.

- Bei Bindehautentzündung *Crab Apple*.

Es unterstützt das entzündungshemmende Medikament, weil es blutreinigend wirkt.
- Bei Sehschwäche *Aspen und Mimulus.*
Wenn wir unsere Augen nicht genügend fordern, weil wir den Gegebenheiten nicht ins Auge sehen wollen *(Aspen)* oder fürchten, genau hinzusehen *(Mimulus)*, können Bach-Blüten einer Sehschwäche entgegenwirken.
- Bei Sehschwäche *Clematis und Honeysuckle.*
Wenn wir unsere Augen mehr nach innen richten und geringes Interesse an der Gegenwart zeigen *(Clematis* bei Zukunftsträumerei, *Honeysuckle* bei Nostalgie).

Bettnässen

Wenn das Bettnässen psychische Ursachen hat, können Bach-Blüten-Essenzen Abhilfe schaffen. Mit folgenden Blüten wurden gute Therapieerfolge erzielt:
- Gegen das allzu starke Liebesbedürfnis *Chicory.*
Wenn das Bettnässen seine Ursache in mangelnder Zuwendung seitens der Eltern hat:
- Gegen Verunreinigungsgefühle *Crab Apple.*
Wenn das Bettnässen immer wieder starke Scham hervorruft.
- Gegen die Angst *Mimulus.*
Wenn Erwartungsangst immer wieder zu neuem Bettnässen führt.
- Gegen Schuldgefühle *Pine.*
Wenn die Eltern mit Vorwürfen und Schuldzuweisungen auf das Bettnässen reagieren.
- Gegen Trotz und Verbitterung *Willow.*
Wenn sich das Kind mit Trotz und Verbitterung gegen den starken Druck der Eltern zur Wehr setzt.

Darmkrankheiten

Auch der Darm reagiert auf unsere psychische Verfassung. Bei Konflikten zwischen Eltern und Kleinkindern in der Reinlichkeitserziehung können wir das besonders gut beobachten (der

Zugriff auf das „ureigenste Gut" kann den Eltern mit Verstopfung verweigert werden). Und wer kennt sie nicht, die Streßsituation vor einer Prüfung? (Je nach psychischer Veranlagung reagieren auch viele Erwachsene mit Durchfall oder Verstopfung.)

DURCHFALL
- durch allgemeine Angst: *Aspen*
- durch konkrete Angst: *Mimulus*
- durch Panik: *Rock Rose.*

VERSTOPFUNG
- gegen Hemmung und Verkrampfung *Agrimony;*
- gegen allgemeine Angst *Aspen;*
- zur allgemeinen Reinigung *Crab Apple;*
- gegen Angst vor Unsauberkeit und Verunreinigung *Crab Apple und Mimulus;*
- gegen konkrete Angst *Mimulus;*
- gegen Anspannung und Dauerstreß *Oak;*
- gegen Antriebsschwäche und Erschöpfung *Olive und Wild Rose.*

Drogenmißbrauch

Wer Mißbrauch mit legalen (Alkohol, Tabletten u.a.) oder illegalen Drogen (Haschisch, Ecstasy u.a.) betreibt, befindet sich immer in einem psychischen kranken Zustand. Verschiedene Bach-Blüten-Essenzen können die entsprechenden negativen Gemütszustände positiv beeinflussen:
- gegen die Verdrängung von persönlichen Problemen *Agrimony;*
- gegen die Flucht aus der Lebenswirklichkeit *Clematis;*
- gegen belastende Gegenwartssituationen oder schwer zu verkraftende zurückliegende Erlebnisse *Star of Bethlehem.*

Eßsucht

Bei Krankheiten wie Eß- oder Magersucht können Bach-Blüten-Essenzen eine psychotherapeutische Behandlung begleitend unterstützen:
- gegen stark ausgeprägte Ängste *Aspen und Mimulus;*

- gegen die ständige (unbefriedigte) Sehnsucht nach Zuwendung *Chicory*;
- gegen Trotz und Aggression *Holly*;
- gegen ständige Unzufriedenheit und Überforderung *Gentian, Hornbeam und Larch*;
- bei unerträglichen Lebenssituationen oder unverarbeiteten seelischen Erschütterungen *Star of Bethlehem*.

Grippe

Wie wir wissen, stellen positives Denken und Ausgeglichenheit den besten Schutz gegen Erkältungen und Grippe dar. Doch nicht immer ist unser Gemütszustand positiv, sind wir doch im Alltag Schwingungen ausgesetzt, auf die wir reagieren „müssen". Mit folgenden Bach-Blüten-Essenzen können wir jedoch einer Ansteckung vorbeugen:
- *Clematis* gibt Kraft, „sich der Realität zu stellen".
- *Crab Apple* reinigt den Körper „von schädlichen Stoffen".
- *Olive* wirkt „dem Schlappmachen entgegen".
- *Walnut* stärkt die Abwehrkräfte „gegen Angriffe von außen".

Eine Kombination der aufgeführten Mittel stellt eine gute Vorbeugung dar. Beim Auftreten der ersten Krankheitsanzeichen ergänzt man das Kombinationsmittel je nach Bedarf:
- bei starken Bedürfnis nach Zuwendung und Trost *Chicory*;
- bei starker Entkräftung *Elm*;
- bei starker Verstimmung und Unmut *Holly*;
- bei starker Verstimmung und Niedergeschlagenheit *Mustard*;
- bei krankhaftem Drängen, alleine sein zu wollen *Water Violet*;
- zur Behandlung bei langwierigem Verlauf *Gentian*.

Hautkrankheiten

Unsere Haut reagiert sehr empfindlich auf Störungen unserer inneren Harmonie. Neben der medikamentösen Behandlung, die in den meisten Fällen äußerlich erfolgt (z. B. durch Cortisonsalben), empfiehlt sich eine innere Harmonisierung durch Bach-Blüten-Essenzen:

BEI UNREINER HAUT:

- Das Basismittel gegen Hauterkrankungen *Crab Apple*.
- Bei schwachem Selbstwertgefühl, das durch Pickel noch „verstärkt" wird, kann *Crab Apple* kombiniert werden mit *Larch*.

BEI EITRIGEN HAUTERKRANKUNGEN:

- *Crab Apple* kombiniert mit *Star of Bethlehem* fördert die Heilung von akuten Entzündungsprozessen.

BEI JUCKREIZ:

- als Basismittel *Crab Apple*, kombiniert mit *Impatiens:* nimmt das Kribbelgefühl und den Juckreiz – kann auch direkt auf die betroffenen Hautstellen aufgetragen werden.

BEI AKNE:

- Als Basismittel *Crab Apple*, kombiniert mit *Larch* zur Stärkung des Selbstwertgefühls,
- *Walnut* zur hormonellen Umstellung.

BEI SCHUPPENFLECHTE (PSORIASIS):

Die Schuppenflechte, der meist angeborene Ursachen zugrunde liegen, tritt selten vor dem 20. Lebensjahr auf und soll deshalb an dieser Stelle nicht weiter ausgeführt werden.

BEI NEURODERMITIS:

- Als Basismittel *Crab Apple*, kombiniert mit
- *Beech* gegen die allergische Reaktion;
- *Holly* gegen die überschießende Reaktion;
- *Impatiens* gegen die nervöse Reaktion;
- *Larch* gegen die Reaktion der Selbstablehnung;
- *Willow* gegen die Reaktion der negativen Einstellung.

Verschiedene Kombinationen der aufgeführten Bach-Blüten (auch die aller Blüten) sind sinnvoll, da selten nur eine Reaktion auftritt.

Kopfschmerzen

- bei Verkrampfung und Verspannungen *Agrimony*;
- durch Neigung zu Ohnmacht oder Bewußtlosigkeit *Clematis*;
- durch Streß- und Leistungsdruck *Elm*;
- bei Unruhe und Nervosität *Impatiens*;

- bei Leistungs- und Verantwortungszwang *Oak*;
- bei Selbstablehnung und Schuldgefühlen *Pine*;
- bei streßerzeugendem Übereifer *Vervain*;
- bei quälenden Zwangsgedanken *White Chestnut*.

Magersucht

Junge Menschen (vor allem Mädchen), die sich ungeliebt, unverstanden und vernachlässigt fühlen, reagieren oft mit einer lebensverneinenden Haltung, die sich in Form einer Magersucht zeigen kann. Neben der notwendigen therapeutischen Arbeit kann die Einnahme von Bach-Blüten-Essenzen stehen:
- bei starkem Liebesbedürfnis und Selbstmitleid *Chicory*;
- bei Todessehnsucht *Clematis*;
- bei Trotz und Haß *Holly*;
- bei völliger Erschöpfung *Olive*;
- bei Selbstablehnung *Rock Water*;
- bei traumatischen Erlebnissen *Star of Bethlehem*;
- bei Verbitterung *Willow*;
- bei Apathie *Wild Rose*;
- bei Angstzuständen *Agrimony* und *Aspen* und *Mimulus*.

Suizidgefahr

Bei Suizidgefahr kommt neben der therapeutischen Hilfe *Rescue Remedy* (Notfalltropfen) als Basismittel zum Einsatz. Unterstützend kann man zusätzlich die folgenden spezifischen negativen Gemütszustände ansprechen:
- gegen die Verdrängung von Leid, Ängsten und Aggressionen *Agrimony*;
- gegen die Unterdrückung von Emotionen und Trieben *Cherry Plum*;
- gegen die Schübe von Todessehnsucht *Clematis*;
- gegen die Schübe von totaler Hoffnungslosigkeit *Gorse*;
- gegen die depressiven Phasen *Mustard*;
- gegen die Schübe tiefer Verzweiflung *Sweet Chestnut*.

Da dem Stottern die verschiedensten psychischen Ursachen zugrunde liegen, verwendet man hier auch verschiedene Bach-Blüten-Essenzen und Kombinationen aus ihnen:
- *Scleranthus* gilt als Basismittel gegen Stottern.

Es beseitigt die muskuläre Koordinationsstörung zwischen Körper und Seele, die zum Stottern führt. Es kann kombiniert werden mit:
- *Gentian* gegen das allzu schnelle Aufgeben;
- *Heather* gegen Geschwätzigkeit;
- *Impatiens* gegen Ungeduld und Nervosität;
- *Mimulus* gegen die Erwartungsangst;
- *Star of Bethlehem* zur Überwindung eines psychischen Traumas.

5. Die praktische Anwendung

Die Auswahl der Bach-Blüten

Da alle 38 Bach-Blüten und die mit ihnen verbundenen Seelenzustände in irgendeiner Weise auf jeden Menschen zutreffen, fällt die richtige Auswahl für die Therapie mitunter schwer.

Ihre wunderbare Wirkung entfalten die Bach-Blüten nämlich nur, wenn Sie mit ihrer Mischung die bei Ihnen vorliegenden negativen Gemütszustände wirklich ansprechen. Um eine möglichst „hohe Trefferquote" zu erzielen, biete ich Ihnen folgenden Weg an:

a. Schauen Sie zunächst nach Ihrer seelischen Verfassung. Finden Sie zuerst die mehr oberflächlich, aber aktuell wirkenden Mittel. Fragen Sie sich:
Welcher psychische Zustand herrscht momentan vor? Wie fühle ich mich bzw. wie fühlt sich mein Kind? (z.B.: erschöpft, gereizt, traurig, verbittert, entmutigt, unruhig, gestreßt usw.).

b. Danach suchen Sie nach den Gründen für die Beschwerden

oder die bereits ausgebrochene Erkrankung. Finden Sie die Mittel, die sich auf grundlegende Störungen oder schlechte Gewohnheiten beziehen, die schon eine gewisse Tiefenwirkung bringen werden. Fragen Sie sich:

Warum geht es mir bzw. meinem Kind schlecht?

Welche Gründe kann es für meine Probleme (die meines Kindes) geben?

Welche Faktoren haben bei der Entstehung des Problems bzw. der Erkrankung eine Rolle gespielt?

(z.B.: weil ich – mein Kind – überfordert war, weil ich mir nichts zutraue, weil ich etwas Schreckliches erlebt habe, weil ich Angst habe, weil ich nicht nachgeben kann, weil ich mich schrecklich geärgert habe, weil ich alles 150prozentig machen will, usw.)

c. Suchen Sie die Bach-Blüten, die auf die Seelenzustände Ihrer Veranlagung (bzw. die Ihres Kindes) wirken könnten. Sie finden jene Mittel, die – lange genug eingenommen – Ihr gesamtes Wesen (bzw. das Ihres Kindes) positiv verändern können. Fragen Sie sich:

Was für ein Mensch bin ich (bzw. ist mein Kind)?

Welche Charakterzüge zeige ich (zeigt mein Kind) immer wieder?

Welche auffälligen Eigenschaften besitze ich (bzw. besitzt mein Kind)?

Es hat sich bewährt, von jeder dieser drei Kategorien ein oder zwei Bach-Blüten in die Mischung zu geben. Dabei ist es jedoch am wichtigsten, sich immer auf das momentane Problem zu konzentrieren. Diejenigen Bach-Blüten, die die c-Kategorie behandeln, sind am schwierigsten zu finden. Oft ist der Zusammenhang zwischen einem akuten Problem oder einer momentanen Erkrankung in bezug auf eine Veranlagung schlecht zu erkennen.

Sollten Sie sich jedoch ganz sicher sein, weil eine Eigenschaft sehr ausgeprägt ist, wählen Sie die Bach-Blüte trotzdem. Sie wird langfristig ihre Wirkung tun und Ihr Leben (das Ihres Kindes) irgendwann positiv verändern.

Wenn Sie nun dennoch nicht wissen, mit welchen Bach-Blüten Sie beginnen sollen oder Sie zuviele für zutreffend halten (das kommt oft vor), überprüfen Sie die gefundenen Blüten noch einmal in der Einzelbeschreibung (immer das aktuelle Problem vor Augen). Sollten Sie auch dann noch keine Klarheit haben, beginnen sie mit den Bach-Blüten *Wild Oat und Agrimony* oder nur mit *Agrimony* (hat sich bewährt zu Beginn jeder Bach-Blüten-Therapie).

Bei allen nachfolgenden Behandlungen sollten Sie immer wieder darauf achten, daß für Sie der aktuelle Zustand im Vordergrund steht.

Kinder sprechen sehr schnell auf die Bach-Blüten-Essenzen an. Ihre Gemütszustände wechseln ebenso schnell, aber mit der Zeit werden Sie auch bei ihnen zu den tieferliegenden negativen Seelenzuständen gelangen. Gerade wenn die akuten Probleme aus der Welt geschafft sind, die „Schutzschicht abgeblättert" ist, wird unter ihrer Oberfläche die eigentliche Konstitution Ihres Kindes sichtbar. Tiefsitzende Störungen erfordern deshalb oft eine monatelange Behandlung, bis die Psyche vollkommen geheilt ist.

Sollte bei Ihrer Behandlung nach einigen Wochen keine deutliche Besserung auftreten, kann dies verschiedene Ursachen haben:
– Die Mischung ist nicht die richtige. Überprüfen Sie noch einmal mit Hilfe von Fragebogen, Blüten-Beschreibungen usw.
– Sie haben eine tieferliegende Veränderung erwartet und dabei die kleinen Veränderungen nicht bemerkt.
– Eine Veränderung ihres Kindes ist ohne gleichzeitige Behandlung der Eltern und/oder der Geschwister gar nicht möglich.
– Ihr Kind ist gar nicht behandlungsbedürftig. Sein Verhalten entspricht seinem Lebensplan (siehe III.).

Überprüfen Sie unter den neuen Gesichtspunkten nochmals Ihre bisher gefundenen Kriterien und geben Sie nicht auf. Für die Bach-Blüten-Therapie benötigt man eine scharfe Beobachtungsgabe, einen selbstkritischen Blick, Ehrlichkeit und möglichst viel Objektivität (was für die Eigendiagnose sicher schwer ist, bei Ihrem Kind aber nur einer gewissen Übung bedarf).

Ich bitte Sie deshalb, die Bach-Blüten-Therapie nicht allzu schnell aufzugeben oder als unwirksam abzutun, sondern sich, wenn Ihnen die Ausdauer und/oder die Zeit fehlt, an eine erfahrenere Person (Bach-Blüten-Therapeuten, Heilpraktiker, Arzt) zu wenden.

Die Zubereitung und Einnahme von Bach-Blüten-Essenzen

Wenn Sie nun die richtigen Bach-Blüten für Ihre Behandlung bzw. die Ihres Kindes gefunden haben, können Sie entweder die Mischung selber herstellen oder sie sich in der Apotheke zubereiten lassen.

Für die eigene Herstellung sind die Bach-Blüten-Essenzen einzeln oder als Set mit 38 Blüten in den Apotheken erhältlich. Sie erhalten sie in den sogenannten stock bottles (Vorratsfläschchen). Gebräuchlich ist der englische Name der Blüten. Sie können sie jedoch auch direkt beim Vertrieb bestellen, wo Ihnen auch gerne Ihre Fragen beantwortet werden.

Die Adresse: Vertrieb für Deutschland
Österreich u. die Schweiz
Dr. Edward Bach-Centre
German Office
Himmelstraße 9
D-22299 Hamburg

Zur Zubereitung:

In akuten Fällen empfiehlt sich für Kinder die sogenannte Wasserglasmethode: Aus den stock bottles nehmen Sie von jeder Blütenessenz je 2 Tropfen und lösen sie mit frischem Leitungswasser in einem Trinkglas (0,2l) auf. Innerhalb von 2-3 Stunden sollte Ihr Kind dann das Glas in kleinen Schlucken leeren. Dieser Vorgang wird bei Bedarf wiederholt. Dabei kann, weil sich die akuten Gemütszustände von Kindern erfahrungsgemäß schnell verändern, die Mischung durch die eine oder andere Blüte ergänzt bzw. verändert werden.

In allen anderen, d. h. nicht akuten Fällen sollten sie eine Einnahmeflasche für den längeren Gebrauch vorbereiten.

Man verwendet lichtundurchlässige (braune) 10-, 20- oder 30-ml-Fläschchen mit Pipette oder Tropfer (gebrauchte Flaschen vor dem Wiederverwenden bitte auskochen!).

Nun geben Sie je nach Größe der Einnahmeflasche einzelne Tropfen von jeder Bach-Blüten-Essenz in diese, z. B. 10 ml – 1 Tropfen ; 20 ml – 2 Tropfen; 30 ml – 3 Tropfen.

Jetzt verdünnen Sie mit Wasser, d. h. Sie füllen das Einnahmefläschchen zu 3/4 mit Wasser. Als Wasser verwenden Sie entweder frisches Leitungswasser oder „stilles Wasser" (Mineralwasser ohne Kohlensäure), aber bitte kein destilliertes oder demineralisiertes Wasser. Zur Konservierung (zum Haltbarmachen) fügen Sie für Erwachsene 45prozentigen Alkohol dazu (Weinbrand oder Obstler tun es auch), für Kinder nehmen Sie Obst- oder Himbeeressig. Sollte Ihr Kind den Essiggeschmack nicht mögen, können Sie nur mit Wasser arbeiten. In diesem Fall empfehle ich Ihnen die Zubereitung von 10 ml-Einnahmefläschchen wegen der begrenzten Haltbarkeit (im Kühlschrank aufbewahren): Mischungen ohne Konservierungsstoff halten etwa eine Woche, die anderen etwa 3–4 Wochen.

Sie können alle Bach-Blüten-Essenzen beliebig miteinander mischen. Eine Mischung kann 2–7 verschiedene Blüten enthalten (in Einzelfällen am Anfang der Behandlung auch bis zu 9 Blüten). Sollten sie mehr Blüten (siehe A) gefunden haben, überprüfen Sie Ihr Ergebnis bitte noch einmal.

Die stock bottles (Vorratsfläschchen), aus denen Sie die Einnahmefläschchen bereitet haben, sind praktisch unbegrenzt haltbar, wenn Sie sie an einem lichtgeschützten Platz bei normaler Zimmertemperatur aufbewahren.

Dosierung:

4 × 4 Tropfen täglich auf einem Plastiklöffel zwischen den Mahlzeiten.

(Sollten Ihnen aus Versehen einmal ein paar Tropfen mehr auf den Löffel träufeln, ist es nicht schlimm – eine Überdosierung gibt es bei Bach-Blüten nicht.)

Die Tropfen sollten von Ihrem Kind für einen Moment im Mund behalten werden.

Säuglingen können Sie die Tropfen direkt auf die Lippen träufeln.

Dauer der Behandlung:

Bei akuten Problemen werden Sie feststellen, daß die Wirkung der Bach-Blüten-Mischung schon innerhalb von Minuten oder Stunden einsetzt. Bei der Behandlung von tiefersitzenden Problemen kann es manchmal bis zu einigen Monaten dauern, bis eine Stabilisierung des Seelenzustandes erfolgt. Sie sollten jedoch die Behandlung nach etwa 3–4 Wochen schon einmal überprüfen. Hat sich zu dieser Zeit noch keine zumindest schwache erste Wirkung gezeigt, sollten Sie die Mischung durch andere passende Blüten ergänzen oder evtl. die Mischung wechseln.

Sollte Ihr Kind einmal die Einnahme seiner Mischung verweigern, so akzeptieren Sie seinen Entschluß, denn Kinder verfügen noch über ein gutes Gespür dafür, ob sie die Blüten benötigen oder nicht. Auch wenn Ihr Kind die Mischung selbständig einnimmt und nach einiger Zeit die Einnahme vergessen oder das Einnahmefläschchen aus Versehen ausgießen sollte, zwingen Sie ihm keine neue Mischung auf. Die weitere Entwicklung wird zeigen, ob ihr Kind die Mischung noch einmal oder gegebenenfalls eine andere Mischung braucht.

Es ist wirklich sehr sinnvoll, auf geringfügig scheinende sensible Zeichen des Kindes zu achten. Wenn Ihr Kind es sich nämlich zur Gewohnheit macht, sich bei jeder Unpäßlichkeit mit Tropfen zu versorgen, begibt es sich in eine gewisse psychische Abhängigkeit *(die Bach-Blüten-Essenzen machen nicht abhängig!)*. Es meint dann vielleicht, es müßte immer etwas nehmen, um sich gut zu fühlen und greift u. U. später zu anderen wirklich schädlichen Substanzen.

V.
Die 38 Bach-Blüten-Essenzen

1. Die „sieben wahren Krankheiten"nach Dr. Bach

Die 38 negativen Grundstimmungen, die zum Ausbruch einer Krankheit führen können, wurden von Dr. Bach in sieben Hauptgruppen (grundlegende Wirkungsbereiche) gegliedert. So bezeichnete er z.B. die „übertriebene Fürsorge für andere" als eines von sieben negativen Gefühlen (eine von „sieben wahren Krankheiten") und ordnete ihr je nach Ursache fünf verschiedene Bach-Blüten-Essenzen zu: Chicory, Vervain, Vine, Beech und Rock Water. d.h. je nachdem, wodurch die Krankheit entstanden war (z.B. durch Intoleranz oder übertriebene, unechte Toleranz aus Sehnsucht nach Harmonie), ordnete er dem negativen Gefühl eine bestimmte Essenz zu.

Die sieben Gruppen – die Wirkungsbereiche der Bach-Blüten:

– 1 – Gegen die Angst

Ängste, in welcher Form auch immer sie auftreten (Alltagsängste, Lebensängste, berechtigte und grundlose Ängste), nehmen uns die Lebensfreude und vor allem die Kraft für unser Leben. Sind wir ihnen schutzlos ausgeliefert, so zerstören sie uns. Dr. Bach unterschied nicht zwischen begründeter und unbegründeter Angst. Die Angst war für ihn ein Gefühl, das in all seinen Erscheinungsformen ernst genommen werden sollte und gegen das es Hilfe gibt:
– Rock Rose (26) – S. 94
– Mimulus (20) – S. 87
– Cherry Plum (6) – S. 69

- Aspen (2) - S. 64
- Red Chestnut (25) - S. 93
- Hornbeam (17) - S. 83
- Wild Oat (36) - S. 107

– 2 – Gegen Unsicherheit

Fehlendes Selbstbewußtsein führt zu Unsicherheit, und diese macht den von ihr betroffenen Menschen schwer zu schaffen. Sie haben – aus welchen Gründen auch immer – nie gelernt, sich selbst zu vertrauen, und das belastet ihren Alltag immer wieder. Die folgenden Bach-Blüten können je nach den Ursachen Abhilfe schaffen:
- Cerato (5) - S. 68
- Scleranthus (28) - S. 97
- Gentian (12) - S. 77
- Gorse (13) - S. 78

– 3 – Gegen geringe Lebenslust

Fluchtversuche, ob in die Zukunft, in der alles besser wird, oder in die Vergangenheit, in der alles besser war, hindern Menschen mit geringer Lebenslust daran, ein bewußtes und erfülltes Leben in der Gegenwart zu leben. Für diesen negativen Gemütszustand fand Dr. Bach folgende Bach-Blüten:
- Clematis (9) - S. 73
- Honeysuckle (16) - S. 82
- Wild Rose (37) - S. 108
- Chestnut Bud (7) - S. 70
- Olive (23) - S. 91
- White Chestnut (35) - S. 106
- Mustard (21) - S. 88

– 4 – Gegen Einsamkeit

Ob selbstgewählte Einsamkeit, Einsamkeit, die aus Mangel an Geduld und Verständnis für andere entsteht oder unglückliche

Einsamkeit: Jede der drei Formen verursacht Leid. Folgende Bach-Blüten können der Einsamkeit entgegenwirken.
- Water Violet (34) – S. 105
- Impatiens (18) – S. 84
- Heather (14) – S. 79

– 5 – Gegen Überempfindlichkeit gegenüber äußeren Einflüssen und Ideen

Viele Menschen verfügen über eine ungewöhnliche Sensibilität. Doch bei manchen führt diese zu einem negativen Gemütszustand, sei es, daß sie sich zu stark unter Druck setzen oder die Einflüsse von außen dazu führen, daß sie sich unwohl fühlen oder sei es, daß sie nur noch auf die Meinungen anderer setzen und nicht mehr auf ihre innere Stimme hören – die folgenden Blüten-Essenzen gegen „übertriebene Beeindruckbarkeit" wären angebracht:
- Agrimony (1) – S. 63
- Centaury (4) – S. 66
- Walnut (33) – S. 104
- Holly (15) – S. 80

– 6 – Gegen Unausgeglichenheit und Verzweiflung

Diese Gruppe enthält die meisten Bach-Blüten, weil Dr. Bach acht Gründe für die vorliegende negative Gemütsverfassung fand. Diesen Gründen entsprechen die folgenden Blüten:
- Larch (19) – S. 86
- Pine (24) – S. 92
- Elm (11) – S. 75
- Sweet Chestnut (30) – S. 100
- Star of Bethlehem (29) – S. 98
- Willow (38) – S. 110
- Oak (22) – S. 89
- Crab Apple (10) – S. 74

Fürsorge, die zum Selbstzweck ausartet, der ein Nichtloslassen-Können zugrunde liegt, ist ein negativer Gemütszustand. Ihr liegen verschiedene Ursachen zugrunde, für die Dr. Bach folgende Blüten fand:

– Chicory (8) – S. 71
– Vervain (31) – S. 101
– Vine (32) – S. 102
– Beech (3) – S. 65
– Rock Water (27) – S. 95

2. Zu den nachfolgenden Beschreibungen der 38 Bach-Blüten

Zum besseren Auffinden der einzelnen Bach-Blüten sind die Beschreibungen nicht nach den sieben Gruppen von Dr. Bach geordnet, sondern in alphabetischer Reihenfolge.

Zu jeder Bach-Blüte sind im einzelnen folgende Punkte aufgeführt:

1. Botanische Angaben
Sie beginnen mit dem deutschen Namen der Bach-Blüten-Pflanze, der ansonsten in der Literatur und im Handel selten verwendet wird. Es folgen eine kurze Beschreibung der Pflanze und ihre Blütezeit.

2. Das Wesen der Pflanze
Hier werden das geistige Grundkonzept der Blüte und die möglichen Irritationen geistig-seelischer Art in den Entwicklungsphasen des Menschen aufgezeigt.

3. Gruppenzuordnung und Schlüsselsymptome
Hier wird die von Dr. Bach zugeordnete Grundstimmung aufgeführt, und die charakteristischen Symptome im blockierten Energiezustand werden in Kurzform beschrieben, um eine erste Diagnose zu ermöglichen.

4. Symptome im blockierten Zustand

Hier werden zahlreiche Merkmale sowie sich durchaus überschneidende Anzeichen aus der Praxis unzähliger Bach-Blüten-Experten aufgeführt. Sie alle sollen in diesem Abschnitt die Diagnose aus den Schlüsselsymptomen und dem jeweiligen Fragebogen sicherer machen.

Wichtig: Nicht jedes aufgeführte Symptom muß vorliegen, wenn man eine bestimmte Bach-Blüte braucht, einige wenige reichen. Manche Symptome sind zudem überzeichnet dargestellt. Es geht vor allem darum, eine Tendenz zu erkennen, die Wirkung im Wesen der Pflanze zu erfühlen, den Energiezustand in einigen Schlüsselsymptomen zu erkennen.

5. Die harmonische Entwicklung

Hier wird das Seelenkonzept bzw. das Energiepotential (Dr. Bach sprach auch von Tugend), das der Mensch von seiner Anlage her hat, beschrieben. Nach Einnahme der Bach-Blüte kann er dieses Potential aus dem negativ-blockierten in einen positiv-harmonischen fließenden Zustand überführen, d. h. er kann gemäß seiner Veranlagung seine Eigenschaften (seine Charakterzüge) positiv ausleben.

Die Bach-Blüten und ihre Kennziffern

1 Agrimony – Odermennig
2 Aspen – Zitterpappel (Espe)
3 Beech – Rotbuche
4 Centaury – Tausendgüldenkraut
5 Cerato – Bleiwurz
6 Cherry Plum – Kirschpflaume
7 Chestnut Bud – Knopsen der Roßkastanie (Kastanienknospen)
8 Chicory – Wegwarte
9 Clematis – Weiße Waldrebe
10 Crab Apple – Holzapfel
11 Elm – Ulme
12 Gentian – Herbstenzian (Bitterer Enzian)

13 Gorse – Stechginster
14 Heather – Schottisches Heidekraut
15 Holly – Stechpalme
16 Honeysuckle – Geißblatt
17 Hornbeam – Hainbuche (Weißbuche)
18 Impatiens – Drüsentragendes Springkraut
19 Larch – Lärche
20 Mimulus – Gefleckte Gauklerblume
21 Mustard – Wilder Senf (Ackersenf)
22 Oak – Eiche
23 Olive – Olive
24 Pine – Kiefer (Föhre)
25 Red Chestnut – Rote Kastanie
26 Rock Rose – Gelbes Sonnenröschen
    (Gemeines Sonnenröschen)
27 Rock Water – Wasser aus heilkräftigen Quellen
28 Scleranthus – Einjähriger Knäuel
29 Star of Bethlehem – Doldiger Milchstern
    (Goldiger Milchstern)
30 Sweet Chestnut – Eß- oder Edelkastanie
31 Vervain – Eisenkraut
32 Vine – Weinrebe
33 Walnut – Walnuß
34 Water Violet – Sumpfwasserfeder
35 White Chestnut – Roßkastanie (Weiße Kastanie)
36 Wild Oat – Waldtrespe
37 Wild Rose – Heckenrose
38 Willow – Gelbe Weide

3. Die 38 Bach-Blüten-Porträts

Nr. 1: Agrimony

1. Obermennig

Ein Wildkraut (früher Unkraut genannt), das auf Feldern, Böschungen und Brachland zu finden ist. Die 30–60 cm groß werdende Pflanze blüht zwischen Juni und August mit einer Vielzahl von kleinen, gelben Blättern.

2. Nach Dr. Bach kennzeichnet diese Pflanze Tugenden wie stille Lebensfreude und Konfrontationsfähigkeit.

Im negativen Agrimony-Zustand werden Erfahrungen nicht ausreichend in die Persönlichkeitsentwicklung integriert, weil man alles Negative einfach nicht zur Kenntnis nehmen will.

3. Agrimony gehört zur Gruppe 5: Überempfindlichkeit gegenüber Einflüssen und Ideen.

Schlüsselsymptome: innere Unruhe wird hinter einer fröhlichen Maske verborgen; Unehrlichkeit, Hemmungen, Konfliktangst.

4. Merkmale von Agrimony

A. Das Baby oder Kleinkind
Zufriedenes, immer freundliches Baby, „pflegeleicht", immer fröhliches Kleinkind, beliebt, gibt leicht nach, vermeidet Streit, schwindelt manchmal.

B. Das Schulkind
Beliebt, gesellig, hat viele Freunde, Tränen trocknen schnell, konfliktscheu, leicht beeindruckbar, flüchtet in Ablenkung, ist immer in Bewegung, stört den Unterricht (spielt den Kasper), will Anerkennung (albert herum), wirkt unruhig, nervös, ist nicht gern allein.

C. Der pubertierende Jugendliche
Stark ausgeprägte Sensibilität, fröhlich, humorvoll, heiter (Stimmungsmacher auf jeder Fete), offenes Ohr für andere, guter Freund.

Heitere, fröhliche Fassade, will Probleme mit einem Lächeln im Gesicht ertragen, will nicht das Gesicht verlieren, bagatellisiert seine Probleme, bringt Opfer „um des lieben Friedens willen", hat das Gefühl, nicht nein sagen zu können, übertriebene Beeindruckbarkeit, sucht ständig Anerkennung, steht unter Hochspannung, sucht „action" in jeder Form, muß sich stimulieren, neigt zu Suchtverhalten (Alkohol, Drogen u. a.), kann sich schlecht abgrenzen, neigt zur Flucht.

5. Agrimony schenkt:
– Ehrlichkeit sich selbst und anderen gegenüber;
– Mut, sich anderen zu zeigen ohne die Angst, das Gesicht zu verlieren;
– echte innere Fröhlichkeit;
– Urteilsfähigkeit und Objektivität;
– Natürlichkeit und Ausgeglichenheit;
– Offenheit und Konfliktfähigkeit;
– Vertrauen und Optimismus;
– die Fähigkeit, den Problemen den richtigen Stellenwert zuzugestehen.

Nr. 2: Aspen

1. Zitterpappel oder Espe
Der sommergrüne Laubbaum wird in England selten mehr als 2,40 m hoch. Er wächst auf Brachland, an Steinbrüchen und an Bahnrändern, wo er viel Licht bekommt. Zwischen März und April erscheinen die Blütenkätzchen: die grauweißen, männlichen stets in der Überzahl und die kleineren grünen, weiblichen.

2. Nach Dr. Bach kennzeichnet diese Pflanze die Tugenden der Furchtlosigkeit und der Überwindung der Angst.

Im negativen Aspen-Zustand ist man in unbewußten Angstvorstellungen gefangen (Volksmund: „Ich zittere wie Espenlaub").

3. Aspen gehört zur Gruppe 1 gegen die Angst.

Schlüsselsymptome: unbekannte, unerklärliche, vage Ängste, Vorahnungen, Furcht vor irgendeinem drohenden Unheil.

4. Merkmale von Aspen

A. Das Baby oder Kleinkind
ist leicht schreckhaft, ängstlich und ablehnend gegenüber Fremden und neuen Situationen, schreit nachts auf.

Das Kleinkind will bei Licht einschlafen, neigt zu Alpträumen, spricht im Schlaf, schlafwandelt.

B. Das Schulkind
ist empfänglich für die Signale seiner Umwelt, hat unterschwellige Ängste, kann seine Wahrnehmungen nicht verstehen und nur schwer verarbeiten, hat Angst vor Dunkelheit, kann schlecht einschlafen, hat Alpträume, Angst vor Unbekanntem ohne konkreten Grund.

C. Der pubertierende Jugendliche
nimmt Stimmungen auf, ist sensibel für Konflikte, hat Angst vor eingebildeten Gefahren; plötzliche schlimme Vorahnungen („das kann nicht gutgehen"), wenig Lebensmut, Verfolgungswahn.

5. Aspen schenkt:
– neuen Lebensmut;
– die Fähigkeit, ängstliche Vorahnungen richtig einzuschätzen;
– die Fähigkeit, die Ursache der Angst zu erkennen;
– die Kraft, Selbstvertrauen und Vertrauen in andere aufzubauen;
– den sinnvollen Umgang mit Intuitionen und Gefühlen;
– Stabilisierung von körperlichen Beschwerden (hormonelle Schwankungen, vegetative Labilität).

Nr. 3: Beech

1. Rotbuche
Der stattliche sommergrüne Baum wird bis zu 30 m hoch. Die männlichen (in Büscheln blühenden) und weiblichen (in einer vierklappigen Hülle eingeschlossenen) Blüten wachsen auf demselben Baum und blühen von Mai bis Juni.

2. Nach Dr. Bach kennzeichnet diese Pflanze die Tugenden der Toleranz und der Güte.
   Im negativen Beech-Zustand reagiert man engstirnig, pedantisch und intolerant.

3. Beech gehört zur Gruppe 7 gegen übertriebene Fürsorge für andere.
   Schlüsselsymptome: keine natürliche Beziehung zu Toleranz und Intoleranz; Kritiksucht, Arroganz, Verurteilung anderer ohne jedes Einfühlungsvermögen.

4. Merkmale von Beech

A. Das Baby und Kleinkind
lehnt alles Fremde ab, scheint besonders klug für sein Alter, nörgelt an vielem herum.

B. Das Schulkind
kann gut imitieren, bringt andere zum Lachen, wirkt altklug, überkritisch, findet immer „ein Haar in der Suppe", hat einen Hang zum vorschnellen Urteil, ist spöttisch, schadenfroh, findet wenig Freunde.

C. Der pubertierende Jugendliche
hat ein starkes Bedürfnis, den guten Kern in allem und jedem zu entdecken, daraus folgt übertriebene Fürsorge für andere; auf der anderen Seite: wenig Mitgefühl und Toleranz anderen gegenüber, ist überkritisch, die Dummheit anderer macht ihm zu schaffen, er wirkt auf andere überheblich, ist innerlich verspannt, verhärtet, reagiert auffallend aggressiv.

5. Beech schenkt:

- einen schärferen Blick für die guten Seiten des Lebens und der Menschen;
- Verständnis gegenüber menschlichen Verhaltensmustern;
- Toleranz gegenüber individuellen Lebenswegen;
- Großzügigkeit gegenüber Fehlern und Schwächen anderer;
- Mut zur eigenen Meinung bei zuviel übertriebener Nachsicht, oppositionelle Fähigkeit;
- die Fähigkeit, nicht länger zu allem „ja und amen" zu sagen, eine unnatürliche Toleranz an den Tag zu legen;
- Mut, jemanden „auf den Fuß zu treten".

Nr. 4: Centaury

1. Tausendgüldenkraut
Eine Wildkrautstaude, bis zu 35 cm hoch, die auf trockenen Feldern und am Wegesrand wächst. Ihre kleinen rosa Blüten blühen zwischen Juni und August und öffnen sich nur bei gutem Wetter.

2. Nach Dr. Bach kennzeichnet diese Pflanze die Tugenden der Selbstbestimmung und der Selbstverwirklichung.

Im negativen Centaury-Zustand ist die Beziehung zum eigenen Willen gestört.

3. Centaury gehört zur Gruppe 5 gegen Überempfindlichkeit gegenüber Einflüssen und Ideen.

Schlüsselsymptome: Persönlichkeits- und Willensschwäche, Schüchternheit, übertriebene Gutmütigkeit oder Nachgiebigkeit, Unterwürfigkeit.

4. Merkmale von Centaury

A. Das Baby oder das Kleinkind
ist „pflegeleicht", brav, gibt als Kleinkind bereitwillig sein Spielzeug ab, widerspricht selten, möchte immer gelobt werden, wirkt schüchtern, läßt sich leicht überreden.

B. Das Schulkind
ist gutmütig, nachgiebig, beeindruckbar, unselbständig, willensschwach, verhält sich stets unauffällig, angepaßt, läßt sich von anderen ausnutzen, versucht Streit zu vermeiden.

C. Der pubertierende Jugendliche
ist gutmütig, setzt sich für andere ein, ist sehr aufnahmefähig für die Bedürfnisse anderer, kann nicht nein sagen, stellt die eigenen Wünsche zurück, will helfen um jeden Preis – auch über die eigenen Kräfte hinaus, ist konfliktscheu, unbeständig – da immer auf andere eingegangen wird – willensschwach, fügsam, unterwürfig, kann sich schlecht durchsetzen, läßt sich leicht überreden, läßt sich fehlleiten bis zur Selbstverleugnung, wird oft ausgenutzt, ist das Aschenputtel für andere.

5. Centaury schenkt:
– ein besseres Selbstwertgefühl;
– das Verzichten-Können nach Anerkennung um jeden Preis;
– Selbstbewußtsein;
– das Wissen darum, daß man nicht jedem gefallen muß;
– das Bewußtsein, einen eigenen Wert und das Recht auf ein eigenes Leben zu besitzen;
– persönliche Stärke.

Centaury fördert die sexuelle Entwicklung von Kindern.

Nr. 5: Cerato

1. Bleiwurz

Die meist wild bis 60 cm hoch wachsende Pflanze stammt aus dem Himalaya und wird auch in englischen Bauerngärten kultiviert. Die kleinen, blaßblauen, tubenförmigen Blüten blühen zwischen August und September.

2. Nach Dr. Bach kennzeichnet die Pflanze die Tugenden der inneren Gewißheit, der „inneren Stimme" und der Intuition.

Im negativen Cerato-Zustand hat man Probleme, eigene richtige Erkenntnisse zu akzeptieren, meistens, ohne daß man sich dessen bewußt ist.

3. Cerato gehört zur Gruppe 2 gegen Unsicherheit.

Schlüsselsymptome: Mangelndes Vertrauen in die eigene Intuition, Unsicherheit, Unselbständigkeit, Ratlosigkeit, Orientierungslosigkeit.

4. Merkmale von Cerato

A. Das Kleinkind
Die Merkmale kommen erst beim Kleinkind zum Tragen:
Es überlegt hin und her, kann sich nicht entscheiden, weiß z. B. nicht, welches Eis es nehmen soll, fragt Löcher in den Bauch: Was kann ich jetzt spielen, wie soll ich das machen usw.

B. Das Schulkind
ist unsicher, unselbständig, übernimmt Verhaltensweisen anderer Kinder, ist nicht spontan, läßt sich leicht überreden, wirkt leichtgläubig, redet viel, fragt ständig um Rat, nervt durch Zwischenfragen, streicht in Klassenarbeiten Richtiges wieder durch.

C. Der pubertierende Jugendliche
Großer Informationshunger, will „in" sein, hortet Wissen, ohne es anzuwenden, mißtraut der eigenen Urteilsfähigkeit, fragt ständig um Rat, legt übertriebenen Wert auf die Meinung anderer, ist leichtgläubig, läßt sich durch Entscheidungen anderer verunsichern, fühlt sich leicht untergebuttert, läßt sich fehlleiten gegen die eigene Überzeugung – sogar zum eigenen Nachteil.

5. Cerato schenkt:
- Zutrauen zur eigenen Meinung;
- Vertrauen zur „inneren Stimme";
- Intuition und Begeisterungsfähigkeit;
- Neugier und Wißbegierde;
- die Freude, eigenes Wissen weiterzugeben;
- das Verstehen von einfachen Grundwerten wie „gut und böse", „richtig und falsch";
- gute Koordination von abstraktem und konkretem Denken.

Nr. 6: Cherry Plum

1. Kirschpflaume

Die der Schlehe und dem Weißdorn ähnelnde Pflanze gibt es als Baum (3–4 m hoch) und Busch. Sie dient als Windschutz für Obstplantagen und hat reinweiße Blüten, die sich zwischen Februar und April öffnen.

2. Nach Dr. Bach kennzeichnet die Pflanze die Tugenden der Offenheit und Gelassenheit.

Im negativen Cherry Plum-Zustand versucht man zwanghaft einen geistig-seelischen Wachstumsprozeß zu unterdrücken.

3. Cherry Plum gehört zur Gruppe 1: gegen die Angst.

Schlüsselsymptome: Angst vor hysterischem Benehmen, überschwenglichen oder schwer kontrollierbaren Gefühlen; Angst, innerlich loszulassen; Angst, den Verstand zu verlieren.

4. Merkmale von Cherry Plum

A. Das Baby oder Kleinkind
Spontanes lautes Kreischen, erwacht nachts schreiend, weint hysterisch.
Das Kleinkind hopst viel herum, ist ein Zappelphilipp, Nägelkauer, Bettnässer, neigt zu Verstopfung und Stottern.

B. Das Schulkind
ist sehr emotional veranlagt, hat Wutausbrüche ohne erkennbaren Grund, bei denen es den Kopf gegen die Wand stößt oder sich auf die Erde wirft; kann nicht loslassen, neigt zu Alpträumen, fürchtet durchzudrehen, Nägelkauer, evtl. Bettnässer, evtl. Stotterer.

C. Der pubertierende Jugendliche
leidet unter starker innerer Anspannung, ringt um Selbstbeherrschung, steht häufig kurz vor einem Nervenzusammenbruch, hat Angst vor Gefühlsausbrüchen; gewalttätige Impulse kommen in ihm hoch; plötzliche und unkontrollierte Wutanfälle und Jähzorn, zwanghaftes Hin- und Hergehen; Angst, innerlich loszulassen.

5. Cherry Plum schenkt:
- ein Nachlassen des psychischen Überdrucks;
- ein Nachlassen der inneren Hochspannung;
- den Abbau innerer Konflikte;
- Souveränität auch unter großem Druck;
- Gelassenheit auch unter starker Anspannung;
- Akzeptanz der eigenen Emotionen und ihr gefahrloses Ausleben;
- die Fähigkeit, Erfahrungen und Erkenntnisse in sein Leben zu integrieren; .
- Kraft und Mut;
- Spontaneität.

Nr. 7: Chestnut Bud

1. Knospe der Roßkastanie
Die Knospen verbergen sich unter einer klebrigen Schicht von 14 Häuten aus Blüten und Blättern des Roßkastanienbaumes.

2. Nach Dr. Bach kennzeichnet die Knospen die Tugenden des Lernens und der Materialisation.
   Im negativen Chestnut Bud-Zustand fällt es einem schwer, die innere Gedankenwelt in der richtigen Form mit der materiellen Realität in Einklang zu bringen.

3. Chestnut Bud gehört zur Gruppe 3 gegen geringe Lebenslust.
   Schlüsselsymptome: Unaufmerksamkeit und Zerstreutheit ziehen Lernunfähigkeit und Erkenntnisschwäche nach sich; Wiederholung von immer gleichen Fehlern, weil keine Erfahrung richtig verarbeitet wird.

4. Merkmale von Chestnut Bud

A. Das Baby oder Kleinkind
Chestnut Bud wird wenig bei Babys angewendet.
Das Kleinkind ist in seinen Gedanken etwas schwerfällig, sucht immer wieder etwas, hinterläßt ein Chaos, hat häufig aufgeschürfte Knie.

B. Das Schulkind
kann sich schlecht konzentrieren, macht Flüchtigkeitsfehler, veranstaltet eine allmorgendliche Suchaktion vor der Schule, verliert oder vergißt oft etwas, z. B. das Pausenbrot oder Turnzeug, kommt häufig mit Hautabschürfungen und Prellungen nach Hause.

C. Der pubertierende Jugendliche
wirkt unaufmerksam, desinteressiert, sorglos bis naiv, oberflächlich, ungeduldig, abgehetzt, wird aus Schaden nicht klug, macht immer wieder die gleichen Fehler, führt immer wieder die gleichen Auseinandersetzungen, verarbeitet Erlebnisse nicht tief genug, stürzt sich lieber in neue Erfahrungen, leidet unter Konzentrationsstörungen, Lernschwäche, Lernblockaden, ist zu wenig gewissenhaft, vergeßlich, im Kopf zwei Schritte weiter als in der Realität.

5. Chestnut Bud schenkt:
– verbesserte Lernfähigkeit;
– gute Beobachtungsgabe und Lernen aus dem Verhalten anderer;
– Aufmerksamkeit für die Gegenwart;
– Klugheit ohne Schaden;
– das Gefühl, daß gemachte Erfahrungen bereichern;
– Abstand zu eigenen Fehlern;
– mehr Interesse an der Gegenwart, der Realität;
– mehr Offenheit;
– geistige Reife.

Nr. 8: Chicory

1. Wegwarte
Die bis zu 90 cm hohe, weitverzweigte Pflanze wächst auf kargem Boden. Die leuchtendblauen, sternförmigen Blüten sind sehr empfindlich. Es öffnen sich immer nur einige Blüten gleichzeitig, die sofort nach dem Pflücken verwelken.

2. Nach Dr. Bach kennzeichnet die Pflanze Tugenden der Mütterlichkeit und der selbstlosen Liebe.

Im negativen Chicory-Zustand sind diese Fähigkeiten egoistisch auf sich selbst gerichtet.

3. Chicory gehört zur Gruppe 7 gegen übertriebene Fürsorge für andere.

Schlüsselsymptome: fordernde Überfürsorglichkeit; besitzergreifende Persönlichkeitshaltung, die sich übermäßig einmischt und manipuliert; unnormal starkes Liebesbedürfnis, das mit Selbstmitleid einhergeht.

4. Merkmale von Chicory

A. Das Baby und Kleinkind
mag nicht alleine bleiben, schreit, wenn Mama den Raum verläßt, „Mamakind", will immer im Mittelpunkt stehen, ist schnell beleidigt, fühlt sich leicht benachteiligt; ist trotzig, weil es sich nicht verstanden fühlt, bevormundet gern seine Geschwister.

B. Das Schulkind
hat ein starkes Bedürfnis nach Zuwendung (die es durch Schmeicheln, Hilfsbereitschaft, Anpassung, Krankwerden u. a. zu erlangen versucht), ist egoistisch, empfindsam, schnell enttäuscht, leicht beleidigt, beklagt sich über mangelnde Zuwendung, kann sich nicht beschäftigen, ist unglücklich, fühlt sich im Stich gelassen, zurückgesetzt, ist eifersüchtig, will sich unentbehrlich machen – verleiht sein Spielzeug, läßt abschreiben u. ä., wirkt aufdringlich durch dauerndes Reden.

C. Der pubertierende Jugendliche
ist selbstsüchtig, herrschsüchtig, übermäßig fordernd, taktisch geschickt, sehr überzeugt von der eigenen Meinung, mischt sich gern in fremde Angelegenheiten, wirkt selbstbewußt, hat ein starkes Geltungsbedürfnis, ist besitzergreifend, will andere unbewußt manipulieren, ist leicht aus dem Gleichgewicht zu bringen, ist verletzlich, hat immer das Gefühl, nicht genügend geliebt zu werden, neigt zur Eifersucht, gefühlsmäßiger Erpressung, Psychoterror, kann schwer vergeben und vergessen.

5. Chicory schenkt:

– Abbau des Selbstmitleids;

– Abbau des krankhaften Egoismus;

– die Fähigkeit loszulassen;

– Abbau der Erwartung von Gegenleistungen;

– Wärme und Freundlichkeit;
– Sensibilität;
– Geborgenheit in sich selbst;
– echte Hingabe;
– echte Liebe.

Nr. 9: Clematis

1. Weiße Waldrebe
Die holzige Kletterpflanze, die kalkigen Boden liebt, unterwandert mit ihrem Stamm das gesamte Erdreich. Sie ist daher in Gärten unbeliebt, obwohl sie zwischen Juli und September wunderschöne große, wohlriechende weiße Blüten trägt.

2. Nach Dr. Bach kennzeichnet die Pflanze die Tugend des schöpferischen Idealismus.
Im negativen Clematis-Zustand versucht man, am realen Leben möglichst wenig teilzunehmen und sich in seine eigene phantasievolle Vorstellungswelt zurückzuziehen.

3. Clematis gehört zur Gruppe 3 gegen geringe Lebenslust.
Schlüsselsymptome: illusionäres Denken und Tagträumerei, gestörtes Verhältnis zur Realität und kritikloser Optimismus, Unaufmerksamkeit und Schläfrigkeit.

4. Merkmale von Clematis

A. Das Baby und Kleinkind
ist ruhig, unauffällig, teilnahmslos, braucht viel Schlaf, wirkt abwesend und zerstreut, ist sensibel und verträumt, ist gern allein, hat kaum Aggressionen und Ängste.

B. Das Schulkind
phantasievoll, unkonzentriert, träumt mit offenen Augen, zieht sich in sich selbst zurück, ist schusselig, unachtsam im Straßenverkehr, macht seine Hausaufgaben lustlos und unkonzentriert, hat bei praktischen Arbeiten zwei linke Hände, hat ein schwaches Körpergefühl, stößt sich leicht, neigt zu Seh- und Hörstörungen, wird nur langsam wieder gesund.

C. Der pubertierende Jugendliche
künstlerisch begabt, wirkt geistig abwesend, hört nicht zu, hat ein

schlechtes Gedächtnis und keinen Sinn für Einzelheiten, ist traumverloren, wirkt etwas verwirrt oder apathisch, kapselt sich ab, hat zuwenig Ehrgeiz, fehlende Motivation aus mangelndem Interesse, ist unbeholfen und unpraktisch, unvorsichtig im Straßenverkehr, neigt zu Seh- und Hörstörungen, lebt mehr in der Zukunft als in der Gegenwart, unternimmt wenig Anstrengung, gesund zu werden.

5. Clematis schenkt:
– ein gesundes Verhältnis zur Realität;
– Spaß an der Realität;
– Umsetzung der Verbindung von Realität und Phantasiewelt in eigene Kreativität;
– ein reiches Innenleben, in dem Gefühle und Intuition den gleichen Stellenwert besitzen wie Verstand und Logik;
– visionäre Begabung;
– einen sechsten Sinn;
– die Fähigkeit, immer einen Ausweg zu finden;
– optimistische Geduld.

Nr. 10: Crab Apple

1. Holzapfel
Dieser Strauch oder Baum ist ein Urahn der Kulturäpfel. Er wird bis zu 10 m hoch, wächst in Hecken, Dickichten und Waldlichtungen. Seine Äste sind häufig mit Dornen besetzt, die herzförmigen Blüten, außen kräftig rosa, innen weiß, blühen zwischen April und Mai.

2. Nach Dr. Bach kennzeichnet die Pflanze die Tugenden der Ordnung, Reinheit und Vollkommenheit.
   Im negativen Crab Apple-Zustand hat man die Vorstellung, daß die Umgebung, der Körper und das Innere makellos zu sein hat.

3. Crab Apple gehört zur Gruppe 6 gegen Unausgeglichenheit und Verzweiflung.
   Schlüsselsymptome: krankhaftes Sauberkeits- und Ordnungsbedürfnis, Kleinigkeitskrämer, zwanghafter Charakter, zwanghafte Moral.

4. Merkmale von Crab Apple

A. Das Baby und Kleinkind
Crab Apple hilft, wenn das Baby Zähne bekommt.

Das Kleinkind hegt eine starke Abneigung gegen Schmutz und gegen den eigenen Schweiß, will immer die Hände waschen, haßt Flecken auf seiner Kleidung, ist auffallend ordentlich.

B. Das Schulkind
ekelt sich vor Schmutz, fürchtet sich vor verdorbenen Speisen, hat Angst vor Ansteckung, ist sehr genau, bleibt im Detail stecken, läßt sich von Kleinigkeiten irritieren.

C. Der pubertierende Jugendliche
ist überdurchschnittlich sensitiv, verliert sich im Detail, vertritt ein überstarkes Reinheits- und Ordnungsideal. Der Jugendliche neigt dazu, Einzelheiten überzubewerten, ist pedantisch, perfektionistisch, wählerisch, empfindlich gegen Unordnung in der Öffentlichkeit, ekelt sich vor Hautausschlägen, Warzen, Schweißfüßen, ist unzufrieden mit seinem eigenen Aussehen, Ekel vor Akne, Ekel bei der Menstruation, starkes Reinigungsbedürfnis bis hin zum Waschzwang.

5. Crab Apple schenkt:
– gesunde Sauberkeit im körperlichen und seelischen Bereich;
– Abbau von Ekel, Angst vor Unsauberkeit;
– Abbau von Verunreinigungsgefühlen;
– Sinn für übergeordnete Zusammenhänge;
– Großzügigkeit und Gelassenheit;
– den Blick für die richtige Perspektive.

Crab Apple hat zudem eine blutreinigende Wirkung bei Entzündungen und Hautproblemen und kann auch zum Schutz gegen Ansteckung verwendet werden, wenn man viel mit kranken Menschen zu tun hat.

Nr. 11: Elm

1. Ulme
Der sommergrüne Laubbaum, der bis zu 30 m hoch wird und als Straßenbaum gepflanzt wird, trägt kleine rundlich-ovale Blätter. Die sehr zahlreichen, traubenförmigen Blüten öffnen sich zwischen Februar und April.

2. Nach Dr. Bach kennzeichnet die Pflanze die Tugend der Verantwortlichkeit. Diese Energie tritt im Gegensatz zu anderen Bach-Blüten meist in positiver Form in Erscheinung.

Im negativen Elm-Zustand ist man trotz überdurchschnittlicher Fähigkeiten und großem Verantwortungsgefühl nicht mehr seinen Aufgaben gewachsen.

3. Elm gehört zur Gruppe 6 gegen Unausgeglichenheit und Verzweiflung.

Schlüsselsymptome: plötzliches Überforderungsgefühl, drohender Zusammenbruch, Leistungskrise.

4. Merkmale von Elm

A. Das Baby und Kleinkind
Die Bach-Blüte Elm wird weder für Babys noch für Kleinkinder verwendet, da die negativen Elm-Gemütszustände bei ihnen noch keine Rolle spielen.

B. Das Schulkind
Anwendung nur vorübergehend.
Plötzlich auftretende Mutlosigkeit vor schwierigen Aufgaben, wo sonst keine Lernprobleme bestehen; das Kind zweifelt an sich, ist verzagt.

C. Der pubertierende Jugendliche
Anwendung nur vorübergend bei ansonsten guten, fleißigen Schülern, die vor einer besonderen Aufgabe stehen – z. B. einem Referat – und plötzlich Selbstzweifel haben, nervös wirken, blockiert und von Versagensängsten geplagt sind, die sich entmutigt und überfordert fühlen, die erschöpft sind.

5. Elm schenkt:
- Mobilisierung der letzten Kräfte (bei plötzlich auftretenden Krankheiten);
- Verhinderung eines Zusammenbruchs;
- Reduzierung von künstlich erzeugtem Streß;
- Reduzierung von psychischem Leistungsdruck;
- Verhinderung von Selbstüberforderung;
- Aufhebung blockierter Kräfte;
- Erhöhung der ohnehin hohen Leistungsfähigkeit;
- hohe Verantwortlichkeit;
- Selbstsicherheit und Vertrauen.

Nr. 12: Gentian

1. Herbstenzian

Die bis 20 cm hohe, zähe Blume wächst auf kärgstem Boden, auf Weiden, Klippen und Dünen. Ihre leuchtendblauen bis purpurfarbenen Blüten sieht man zwischen August und Oktober.

2. Nach Dr. Bach kennzeichnet die Pflanze die Tugend des Glaubens. Gemeint ist damit nicht ausschließlich der religiöse Glaube, sondern auch der Glaube an den Sinn des Lebens oder an eine höhere Ordnung ebenso wie der Glaube an ein bestimmtes Lebensprinzip oder eine Weltanschauung.

Im negativen Gentian-Zustand begrenzt man seine Wahrnehmungsmöglichkeiten auf die eigene Persönlichkeit, die ständig ihre Zweifel hat, weil sie nicht glauben kann.

3. Gentian gehört zur Gruppe 2 gegen Unsicherheit.

Schlüsselsymptome: zweiflend, skeptisch, pessimistisch, zu frühes Aufgeben und leichtes Entmutigtsein durch Willensschwäche.

4. Merkmale von Gentian

A. Das Baby und Kleinkind
ist leicht entmutigt, läßt leicht den Kopf hängen, gibt schnell auf, wenn etwas nicht klappt, gerät leicht aus dem Häuschen.

B. Das Schulkind
besitzt wenig Willenskraft, wenig Ausdauer, äußert Zweifel, ist oft niedergeschlagen und bedrückt, ist sehr schnell aufgeregt, beeinflußbar durch Verzögerungen und Schwierigkeiten, grübelt, hinterfragt alles, rechnet mit einer schlechten Note; Rückschläge kann es nicht verkraften.

Gentian eignet sich auch für Scheidungskinder, die zwischen den Eltern hin- und hergerissen werden.

C. Der pubertierende Jugendliche
erwartet Mißerfolg, schaut pessimistisch in die Zukunft, hat nur geringen Willen zum Kämpfen und Überwinden von Schwierigkeiten, leidet unter Lampenfieber, ist unmotiviert, weil es sowieso nicht klappt, ist überempfindlich Mißerfolgen gegenüber; er stellt alles und jedes in Frage, ist melancholisch, leidet unter depressiven Störungen durch Zweifel und verlorenem Glauben.

Gentian empfiehlt sich immer dann, wenn keine Therapie hilft.

5. Gentian schenkt:
– Willenskraft;
– Stärkung der Durchhaltekraft;
– den Glauben an sich selbst;
– Überwindung des gewohnten Pessimismus;
– Mut und Selbstvertrauen für die Dinge des Alltags;
– Optimismus für eine bevorstehende Prüfung u.a.;
– die Fähigkeit, Mißstände zu überwinden;
– die Fähigkeit, ein gewünschtes Ziel zu erreichen;
– die Fähigkeit, mit Konflikten zu leben;
– unerschütterliche Zuversicht.

Nr. 13: Gorse

1. Stechginster
Die Pflanze wächst auf steinigem, kargen Boden und trägt unzählige leuchtende sonnengelbe Blüten an dornigen Stielen. Diese blühen zwischen Februar und Juni.

2. Nach Dr. Bach kennzeichnet die Pflanze die Tugend der Hoffnung.
Im negativen Gorse-Zustand ist man davon überzeugt, daß es ohnehin keine Hoffnung mehr gibt.

3. Gorse gehört zur Gruppe 2 gegen Unsicherheit.
Schlüsselsymptome: ohne Hoffnung, völlig verzweifelt, pessimistische Lebenshaltung.

4. Merkmale von Gorse
Bei Gorse-Gemütszuständen ist therapeutischer Rat notwendig!

A. Das Baby und Kleinkind
ist still, bedrückt, unglücklich durch lieblose Behandlung von Eltern und/oder Geschwistern, nach körperlicher Mißhandlung in sich gekehrt oder laut und aggressiv.

B. Das Schulkind
wirkt hoffnungslos durch schwierige Familienverhältnisse, Gewalt durch die Eltern, Unterdrückung durch Geschwister. Es wird von der Klassengemeinschaft und von den Lehrern abgelehnt, ist zum Außenseiter geworden, hat innerlich resigniert, ist beeinflußbar von Entscheidungen anderer.

C. Der pubertierende Jugendliche
hat eine tiefverwurzelte Resignation, Verzweifelung, Hoffnungslosigkeit, scheint keine Kraft mehr zu haben. Mangel an Interesse durch Hoffnungsverlust, melancholisch, gegen die eigene Neigung überzeugbar, läßt sich überreden, aber glaubt nicht daran, hegt inneren Widerstand, ist deprimiert, neigt zu chronischen Krankheiten oder leidet unter diesem Gemütszustand nach einer chronischen Krankheit.

5. Gorse schenkt:
- die ersten eigenen Schritte zur Heilung;
- die Aktivierung des Lebensmutes;
- eine positive, sinngebende Einstellung gegenüber erlittenen Verlusten, Enttäuschungen, schweren Krankheiten u. a.;
- Akzeptanz seines Schicksals;
- neue echte Hoffnung auf Genesung.

Nr. 14: Heather

1. Schottisches Heidekraut
Die echte Heide, nicht zu verwechseln mit der rotblühenden Erika, wächst auf Heiden, Hochmooren und kahlen offenen Flächen. Zwischen Juli und Oktober trägt sie weiße oder blaßrosa Blüten.

2. Nach Dr. Bach kennzeichnet die Pflanze die Tugenden des Einfühlungsvermögens und der Hilfsbereitschaft.
    Im negativen Heather-Zustand beschäftigt man sich ausschließlich mit seinen eigenen Problemen und geht seiner Umgebung damit auf die Nerven.

3. Heather gehört zu der Gruppe 4 gegen Einsamkeit.
    Schlüsselsymptome: Eitelkeit, Egozentrik, Gefallsucht und Geltungsbedürfnis durch Minderwertigkeitsgefühl und Furcht vor dem Alleinsein.

4. Merkmale von Heather

A. Das Baby und Kleinkind

weint leicht, vor allem wenn es allein bleiben soll, ist sehr liebebedürftig, möchte immer im Mittelpunkt stehen, sucht Körperkontakt – hält andere am Ärmel fest, drängt sich dazwischen, quengelt. Es gilt als „Nervensäge", redet unaufhörlich und ist albern.

B. Das Schulkind

besitzt eine große Vitalität, braucht ständig Publikum, ist eitel, neigt zu Angeberei, ist sehr auf die eigene Person fixiert, hat ein starkes Verlangen nach Zuneigung, kann Einsamkeit schlecht ertragen, ist geschwätzig, aufdringlich, findet schwer Freunde, läßt andere nicht in Ruhe, ist nicht mitfühlend gegenüber anderen Menschen (auch Tieren), kommentiert das Verhalten anderer, ist phantasielos in bezug auf Beschäftigung, begierig nach Anregung, wird krank, um Mitgefühl zu bekommen, ist überängstlich um sich selbst besorgt, macht aus „einer Mücke einen Elefanten".

C. Der pubertierende Jugendliche

nimmt sich selbst sehr wichtig, hat den ständigen Drang, über sich selbst zu sprechen, ist geltungsbedürftig, hat keine Antenne für Bedürfnisse anderer, findet schwer Freunde, nutzt andere aus, ist berechnend, eitel, vertrauensselig, kann nicht richtig zuhören, ist unkritisch in der Wahl der Freunde, bleibt innerlich einsam, hat Angst um eigene Gesundheit, Angst vor Verlust von Freunden. Vorgetäuschte Krankheit, aber selten Selbstmitleid. Der Jugendliche ist anstrengend für andere, rückt den anderen „auf die Pelle", geht seiner Umgebung auf die Nerven.

5. Heather schenkt:

– Abbau von Minderwertigkeitsgefühlen;
– Aufbau eines Selbstwertgefühls;
– Stärke und Zuversicht;
– Abbau der Angeberei;
– Nachlassen der Geschwätzigkeit;
– Verständnis für andere;
– Fähigkeit zuzuhören;
– Einfühlungsvermögen;
– Bescheidenheit;
– Engagement für andere oder für Aufgaben.

Nr. 15: Holly

1. Stechpalme

Der immergrüne Baum oder Strauch mit seinen leuchtend-orangeroten Beeren wächst in Wäldern und an Hecken-Rainen. Die weißen, zart duftenden Blüten sieht man zwischen März und April.

2. Nach Dr. Bach kennzeichnet die Pflanze die Tugend der allumfassenden Liebe.

Im negativen Holly-Zustand verspürt man Neid, Mißgunst und Haß.

3. Holly gehört zur Gruppe 5 gegen Überempfindlichkeit gegenüber Einflüssen und Ideen.

Schlüsselsymptome: aggressive Reaktionen verbunden mit Mißtrauen und/oder Neid, cholerische, gewalttätige Reaktionen aus Eifersucht und/oder Haß, Rachsucht.

4. Merkmale von Holly
Bei Holly-Gemütszuständen ist therapeutischer Rat notwendig!

A. Das Baby und Kleinkind
Das Kleinkind gerät als kleines „Rumpelstilzchen" leicht in Wut, wirft Dinge in die Ecke, macht viel Krach, ist trotzig, weil es sich mißverstanden fühlt oder ohne erkennbaren Grund, schlägt um sich, schreit, ist schadenfroh, ärgert gern andere Kinder, nimmt ihnen das Spielzeug weg, beißt aus Wut zu, neigt dazu, Spielsachen kaputt zu machen, ist neidisch, eifersüchtig, gehässig, fühlt sich ausgeschlossen, abgelehnt, mißverstanden.
Eifersucht des Erstgeborenen auf das Baby.

B. Das Schulkind
ist launisch, laut, trotzig aus verletzten Gefühlen heraus, argwöhnisch, zornig, eingebildet, leicht beleidigt, extrem reizbar, schnell aggressiv, hat ein gewalttätiges Temperament, wirft mit Gegenständen, ist boshaft, eifersüchtig durch Haß.

C. Der pubertierende Jugendliche
hat kein Vertrauen zu den Mitmenschen, lebt in einem Gefängnis aus Mißtrauen und Verdruß, neigt zu vorschnellen Verdächtigungen, Kritiksucht, Verachtung der Schwächen anderer, Schadenfreude, Eifersucht, Wutausbrüchen aus tiefsitzendem Zorn und Aggressionen, hat ungerechte und grausame Züge, ist streitsüchtig, rücksichtslos, rachsüchtig.

5. Holly schenkt:
- verminderte Reizbarkeit;
- verminderte Aggressivität;
- weniger Eifersucht;
- bewußte Aggressionskontrolle;
- Kompromißbereitschaft;
- mehr Geduld;
- mehr Verständnis;
- mehr innere Harmonie.

Nr. 16: Honeysuckle

1. Geißblatt
Die Kletterpflanze findet sich in Wäldern, an Waldrändern und auf Heideböden. Sie blüht zwischen Juni und August mit gelblichweißen, duftenden Blüten.

2. Nach Dr. Bach kennzeichnet die Pflanze die Tugenden der Wandlungsfähigkeit und der Verbindung.
Im negativen Honeysuckle-Zustand ist man nicht genügend mit dem Lebensfluß verbunden.

3. Honeysuckle gehört zu der Gruppe 3 gegen geringe Lebenslust.
Schlüsselsymptome: Sehnsucht nach Vergangenem, mangelndes Interesse an der Gegenwart, Heimweh, Trauer durch Verlust.

4. Merkmale von Honeysuckle

A. Das Baby und Kleinkind
Honeysuckle wird nur kurze Zeit zur Behandlung vorübergehender Zustände eingenommen.
Das Kleinkind gewöhnt sich nur schwer an neue Umgebung bzw. lehnt sie völlig ab (z.B. Kindergarten), klagt selbst bei Verwandten über Heimweh, ist verträumt.

B. Das Schulkind
ist geistig abwesend, zerstreut, hört nicht zu, weil es träumt (ist vertieft in Erinnerungen), kann nicht loslassen, zieht sich bei Kummer in sich selbst

zurück, ist heimwehkrank, unglücklich, trauert um einen alten verlorenen Freund, trauert Wunschträumen nach, die sich nicht erfüllt haben, hat Alpträume.

C. Der pubertierende Jugendliche
ist unkonzentriert, weil er sich mit der Vergangenheit beschäftigt, kapselt sich ab, ist apathisch, mißtrauisch (schlechte Erfahrungen), ist unmotiviert aus mangelndem Interesse, geht der Realität aus dem Weg, kann nicht vergessen, weigert sich, die Vergangenheit zu verarbeiten, trauert verpaßten Gelegenheiten nach, bei Trauer, bei Liebeskummer Neigung zu Drogen und Alkohol.

5. Honeysuckle schenkt:
– waches Interesse an der Gegenwart;
– Hilfe bei Heimweh;
– Hilfe bei Liebeskummer;
– effektive Trauerarbeit;
– Abbau von Süchten;
– aktives Interesse;
– neuen Lebensmut.

Nr. 17: Hornbeam

1. Hainbuche
Der stattliche Laubbaum mit breiter Krone wird bis zu 20 m hoch. Die hängenden männlichen und aufrechtwachsenden weiblichen Blüten mit blaßgrünen Hochblättern öffnen sich zwischen April und Mai.

2. Nach Dr. Bach kennzeichet die Pflanze die Tugenden der geistigen Frische und innerlichen Lebendigkeit.
Im negativen Hornbeam-Zustand fühlt man sich müde und erschöpft wie eine ausgepreßte Zitrone, aber diese Erschöpfung ist psychischer Art und nicht physischer.

3. Hornbeam gehört zur Gruppe 1 gegen die Angst.
Schlüsselsymptome: Mentale Erschöpfung, Müdigkeit, grundloser Pessimismus, Versagensängste, Morgenmuffel.

4. Merkmale von Hornbeam

A. Das Baby und Kleinkind
Hornbeam wird nur kurze Zeit eingenommen, da es sich um vorübergehende Zustände handelt.

Das Kind ist nicht ausgeschlafen, morgens antriebslos, abends betriebsam.

B. Das Schulkind
wirkt unausgeschlafen, ist antriebslos, lustlos, zeigt wenig Ausdauer, weil es schnell ermüdet, erledigt seine Aufgaben langsam und unkonzentriert (müde). Nach zuviel fernsehen ist es erschöpft, weil es zuviele Eindrücke zu verarbeiten hat.

C. Der pubertierende Jugendliche
kopflastige Müdigkeit, keine Motivation durch geistige Erschöpfung, unkonzentriert, der immer gleiche Trott scheint ihm unerträglich, hegt Zweifel an eigener Kraft, fühlt sich träge und schwerfällig, seine seelische Spannkraft ist erlahmt, konsumiert zuviel und produziert zu wenig.

5. Hornbeam schenkt:
– einen gesunden Leistungswillen;
– aktive, positive Lebenseinstellung;
– Initiative zur Veränderung der Lebenssituation;
– Sinn für Abwechslung;
– frischen Schwung am Morgen;
– Selbstvertrauen.

Nr. 18: Impatiens

1. Drüsentragendes Springkraut
Die fleischige, bis zu 180 cm hohe Pflanze stammt aus Indien und wächst bei uns an Flüssen und Kanälen auf feuchten Böden. Sie trägt zwischen Juli und September zahllose kleine rosa Blüten.

2. Nach Dr. Bach kennzeichnet die Pflanze die Tugenden der Sanftmut und der Geduld.

Im negativen Impatiens-Zustand reagiert man ungeduldig und gereizt gegenüber seiner Umwelt aus einer inneren Anspannung heraus.

3. Impatiens gehört zur Gruppe 4 gegen Einsamkeit.
Schlüsselsymptome: getriebene Unruhe, Nervosität, die mit
Schlaflosigkeit einhergeht, gereizte, überschießende Reaktionen.

4. Merkmale von Impatiens

A. Das Baby und Kleinkind
ist ungeduldig, wird ärgerlich und schreit, ist dauernd in Bewegung, wechselt häufig die Spiele, eigene Müdigkeit macht wütend, macht viel Krach, ist vorlaut, hat ein überschäumendes Temperament, wippt mit dem Stuhl, ist ein Zappelphilipp, quengelt beim Einkauf.

B. Das Schulkind
ist ständig in Bewegung, kann nicht stillsitzen, spricht hastig, entscheidet impulsiv, ist vorlaut, ungeduldig mit sich und anderen, reizbar, macht Flüchtigkeitsfehler, vergißt viel in seiner Eile, kann schlecht einschlafen durch innere Unruhe, ist überempfindlich gegen Schmerzen, hat Wutausbrüche, wenn etwas nicht klappt, ist unduldsam bei Einschränkungen, kennt kein Zögern, ist selbstsicher, überschießend in seinen Reaktionen, ist unruhig – Trommeln mit den Fingern, Kippeln mit dem Stuhl u. a., hegt ein starkes Unabhängigkeitsbedürfnis.

C. Der pubertierende Jugendliche
ist ungeduldig, hektisch, hat keine Ausdauer, schläft schwer ein durch starke innere Motorik, hat keine Geduld für andere, die langsam denken, macht alles am liebsten selber, hegt eine Abneigung gegen Gesellschaft, haßt Zeitverschwendung, übermäßige Bemühungen und Anstrengungen, ist leidenschaftlich, hat ein gewalttätiges Temperament und hohe Ideale, ist intolerant bei Einschränkung, erfüllt von Kritiksucht gegenüber anderen, Unabhängigkeit ist wichtig, ist nicht gerne Anführer, nimmt anderen das „Wort aus dem Mund".

5. Impatiens schenkt:
– Geduld und Verständnis für andere, die in ihrem Denken und Handeln nicht schnell sind;
– Sanftmut und Mitgefühl für andere;
– Besonnenheit und Umsicht;
– Ausgeglichenheit und Gründlichkeit;
– Gefühl für den eigenen Rhythmus;
– innerliche Unabhängigkeit.

Nr. 19: Larch

1. Lärche
Der sommergrüne Nadelbaum, der bis zu 40 m hoch werden kann, wächst am Waldrand und auf Hügeln. Die 2×3 cm großem männlichen und weiblichen Blüten wachsen auf dem gleichen Baum, sind anfangs karminrot, später dunkelbraun und bleiben als Zapfen oft jahrelang hängen. Die Blütezeit ist zwischen März und April.

2. Nach Dr. Bach kennzeichnet die Pflanze die Tugend des Selbstvertrauens.
Im negativen Larch-Zustand fühlt man sich anderen Menschen von vornherein unterlegen.

3. Larch gehört zur Gruppe 6 gegen Unausgeglichenheit und Verzweiflung.
Schlüsselsymptome: mangelndes Selbstvertrauen und ein Minderwertigkeitskomplex führen zu Verzicht und vorschnellem Aufgeben, Schüchternheit, Zaghaftigkeit, Erwartung von Fehlschlägen.

4. Merkmale von Larch

A. Das Baby und Kleinkind
ist scheu, schüchtern, ängstlich, traut sich wenig zu, zögert aus Mangel an Vertrauen, „hängt am Rockzipfel", ist leicht entmutigt, kann sich schlecht entscheiden, möchte gelobt werden, errötet leicht, ist unbeholfen, übervorsichtig.

B. Das Schulkind
ist sehr zurückhaltend, willensschwach, mutlos, hat Angst, sich zu blamieren, ordnet sich willig unter, traut sich nichts zu, drückt sich vor Verantwortung, schiebt unangenehme Dinge vor sich her, hat Angst zu versagen, wird leicht krank aus Mangel an Vertrauen, erwartet Mißerfolge, ist verzweifelt über die eigene Unsicherheit, findet schwer Freunde, ist gehemmt, überempfindlich gegenüber Kritik, verletzlich, wirkt hölzern, neigt zum Erröten, ist unglücklich, weil es sich nicht genügend akzeptiert fühlt, unselbständig.

C. Der pubertierende Jugendliche
hat ein mangelndes Selbstwertgefühl bis hin zum Minderwertigkeits-

komplex, hat Versagensängste, rechnet immer mit Fehlschlägen, benutzt häufig Ausreden, neigt zur Drückebergerei, hat eine schwache Überzeugungskraft, kann sich schlecht durchsetzen, gibt nach aus Unsicherheit, kann anderen nicht frei gegenübertreten, ist nervös, verträgt keine Kritik, ist unselbständig, leicht aus dem Gleichgewicht zu bringen, zeigt falsche Bescheidenheit.

5. Larch schenkt:
– mehr Selbstvertrauen;
– mehr Selbstsicherheit ohne Anerkennung von außen;
– den Mut, Dinge anzugehen;
– den Mut, Begabungen zu entdecken;
– die Kraft, Fehlschläge einzustecken;
– realistisches Angehen von Dingen;
– nüchternes Einschätzen von Situationen.

Nr. 20: Mimulus

1. Gefleckte Gauklerblume
Die bis zu 30 cm große Pflanze wächst an Wasserläufen, Bächen und anderen feuchten Plätzen. Die meist gelben Blüten sieht man zwischen Juni und September.

2. Nach Dr. Bach kennzeichnet die Pflanze die Tugenden der Tapferkeit und des Vertrauens.
Im negativen Mimulus-Zustand durchziehen den Alltag immer wieder die gleichen Ängste.

3. Mimulus gehört zur Gruppe 1 gegen die Angst.
Schlüsselsymptome: spezifische Ängste, die man benennen kann, unnötige, übertriebene Furcht, Zaghaftigkeit, Schüchternheit.

4. Merkmale von Mimulus

A. Das Baby und Kleinkind
Das Baby weint ohne erkennbaren Grund, kann keinen Lärm vertragen, Weinen u. Protestgeschrei bei vielen Dingen (Arztbesuch, Gewitter, Dunkelheit, Wasser), versteckt sein Gesicht im Arm, kann nicht einschlafen aus Angst vor Monstern, erwacht nachts schreiend, lügt aus Angst vor

Strafe, gibt nach aus Angst vor anderen Kindern, ist schüchtern, vorsichtig, weint, wenn die Mutter nicht da ist, hängt am Rockzipfel, hat Atemnot aus Angst.

B. Das Schulkind

hat ein scheues, furchtsames Wesen, errötet leicht, ist gehemmt, hat Angst vor neuen Situationen, Reisen, neigt zu Alpträumen, ist leicht aus dem Häuschen, schiebt Arbeiten vor sich her, hat wenig Freunde, lügt aus Angst vor Strafe, ist mißtrauisch (Angst), gibt Mitschülern nach aus Angst, ist überempfindlich Lärm gegenüber, übervorsichtig, neigt zum Kränkeln, zum Stottern, zu nervösem Lachen, konkrete Ängste wie z. B. vor Hunden, Spinnen, Gewitter u. a., Angst vor dem Verlust von Freunden, nervöse Zustände aus Angst, „Kribbeln im Bauch".

C. Der pubertierende Jugendliche

ist schüchtern und zurückhaltend, reagiert stark auf die Umwelt und verkraftet wenig, hat Alpträume, neigt zum Aufschieben von Arbeiten und Entscheidungen, kann anderen nicht frei gegenübertreten, hat Lampenfieber, ist mißtrauisch aus Angst, konkrete Ängste vor Menschenmengen, Aufzügen, großen Höhen, Mäusen u. a., geheime Angst, reagiert empfindlich bei Kontroversen und Streit, beim Umgang mit anderen mit feuchten Händen, mit Erröten, Stottern, nervösem Kichern, kann Phobien entwickeln.

5. Mimulus schenkt:
- mehr Gelassenheit;
- die Fähigkeit, Gefahren richtig einzuschätzen;
- den Mut, Dinge anzugehen;
- die Kraft, über sich hinauszuwachsen;
- persönliche Tapferkeit;
- Verständnis für die Ängste anderer.

Nr. 21: Mustard

1. Wilder Senf
Das weitverbreitete Wildkraut wächst in Feldern und an Wegrändern. Zwischen Mai und Juli trägt die 30–60 cm hohe Pflanze leuchtendgelbe Blüten.

2. Nach Dr. Bach kennzeichnet die Pflanze die Tugenden der Heiterkeit und der Klarheit.

Im negativen Mustard-Zustand ist man von düsterer Schwermut befallen.

3. Mustard gehört zur Gruppe 3 gegen geringe Lebenslust.

Schlüsselsymptome: Perioden tiefer Melancholie kommen und gehen ohne erkennbaren Grund, endogene Depression, Schwermütigkeit, Pessimismus, Traurigkeit.

4. Merkmale von Mustard

A. Das Baby und Kleinkind
Für Babys und Kleinkinder wird Mustard kaum verwendet, da die vorübergehenden Zustände in diesem Alter eher selten sind.

Nur wenn es über einen längeren Zeitraum traurig und bekümmert wirkt, nicht essen mag, nicht schlafen kann, kann die Anwendung von Mustard erwogen werden.

B. Das Schulkind
wirkt traurig und bekümmert und weiß nicht warum, ist sehr ernst, melancholisch, apathisch, desinteressiert, leidet unter Schlaflosigkeit, Appetitlosigkeit, bewegt sich ungern, hat häufig schlechte Laune (die Anwendung von Mustard empfiehlt sich auch dann, wenn diese Zustände nur phasenweise auftreten).

C. Der pubertierende Jugendliche
Die Gemütszustände kommen und gehen: Er oder sie ist antriebslos, interesselos, motivationslos, melancholisch aus unbekanntem Grund, befindet sich in Weltuntergangsstimmung, hat quälende Gedanken und Gefühle, hat grundlos schlechte Laune, leidet unter Schwermut, ist introvertiert, in seiner Trauer gefangen; der Depression ist mit Vernunftgründen nicht beizukommen.

5. Mustard schenkt:
– mehr Gelassenheit;
– innere Aufhellung;
– Abbau depressiver Verstimmungen;
– Abbau von Freudlosigkeit und Pessimismus;
– Offenheit und Kommunikationsfreude;
– Heiterkeit und Optimismus;
– Stabilität und Klarheit.

Nr. 22: Oak

1. Eiche
Der stattliche, sommergrüne Laubbaum, der bis zu 45 m hoch wird, wächst in Wäldern, Hainen und auf Wiesen. Männliche

und weibliche Blüten wachsen auf einem Baum, ihre Blütezeit liegt zwischen April und Mai.

2. Nach Dr. Bach kennzeichnet die Pflanze die Tugenden der Ausdauer und der Kraft.

Im negativen Oak-Zustand handhabt man diese Charakterzüge zu starr.

3. Oak gehört zur Gruppe 6 gegen Unausgeglichenheit und Verzweiflung.

Schlüsselsymptome: übertriebene Verantwortlichkeit, starre Verbissenheit, sture Selbstaufopferung, Dauerstreß, Kompromißlosigkeit, übertriebener Ehrgeiz, Pflichtzwang.

4. Merkmale von Oak

A. Das Baby und Kleinkind
Für Babys und Kleinkinder wird Oak kaum verwendet, da die vorübergehenden Zustände in diesem Alter eher selten sind.

B. Das Schulkind
Auch für das Schulkind wird Oak eher selten verwendet, nur wenn es sehr ehrgeizig sich abmüht und keine Hilfe annimmt, wenn es keine Schwäche zeigen will, zu gewissenhaft und eigensinnig ist, müde und lustlos wirkt, durch nichts zu beeinflussen ist, nur büffelt und sich plagt.

C. Der pubertierende Jugendliche
hat ein hohes Durchhaltevermögen, ist geduldig, ein Kämpfer, zeigt ein starrsinniges Verhalten, will keine Schwäche zeigen, neigt dazu, sich zu überfordern, ist zu gewissenhaft und pflichtbewußt, stur, eigensinnig, will absolut verläßlich sein, jedes Versprechen muß gehalten werden, er ruiniert seine Gesundheit, wird niemals klug, bleibt trotz Rückschlägen beharrlich. Kranksein schafft Verdruß, er oder sie muß immer alles zu Ende bringen, hat eine ungebeugte Hoffnung, hohe Ideale, starke Willenskraft.

5. Oak schenkt:
– entspanntes Pflichtbewußtsein;
– Flexibilität;
– Akzeptieren von Schwächen;
– das richtige Maß;
– Kompromißbereitschaft;
– Abbau von Leistungszwängen;

- Abbau von Verantwortungszwängen;
- körperliche Entspannung.

Nr. 23: Olive

1. Olive

Der auf steinigem, trockenen Boden wachsende, 2–10 m hoch werdende Baum gedeiht in mediterranem Klima. Jeder Blütenstand trägt 20–30 unauffällige weiße Blüten zwischen Mai bis Juni. Dr. Bach bezog Olive wie auch Vine aus Italien.

2. Nach Dr. Bach kennzeichnet die Pflanze die Tugenden der Regeneration, des Friedens und des wiederhergestellten Gleichgewichts.

Im negativen Olive-Zustand ist man völlig erschöpft, will nichts mehr hören, nichts mehr sehen, nur noch schlafen.

3. Olive gehört zur Gruppe 3 gegen geringe Lebenslust.

Schlüsselsymptome: totale körperliche und seelische Erschöpfung nach zu großen Anstrengungen oder schwerer Krankheit, Schwächezustände des Herzens.

4. Merkmale von Olive

Olive wird nur kurze Zeit eingenommen, da es sich um vorübergehende Zustände handelt.

A. Das Baby und Kleinkind
ist nach Krankheit oder wenig Schlaf erschöpft, blaß, quengelt dauernd, bewegt sich ungern.

B. Das Schulkind
Nach Krankheit, Überforderung ermüdet es schnell, hat keine Ausdauer, ist interesselos, lustlos, erledigt seine Aufgaben sehr langsam, ist unkonzentriert, vergeßlich aus mangelndem Interesse.

C. Der pubertierende Jugendliche
wirkt desinteressiert nach Krankheit, Überforderung, kann sich zu nichts aufraffen, fühlt sich leer und ausgelaugt, leidet unter physischer und mentaler Erschöpfung.

5. Olive schenkt:
- neue Stärke und Leistungsfähigkeit;
- frische Kräfte;
- neue Vitalität;
- den richtigen Umgang mit der eigenen Lebensenergie.

Nr. 24: Pine

1. Kiefer
Der immergrüne Nadelbaum, der bis zu 30 m hoch wird, wächst in Wäldern und auf sandigen Heideböden. Er trägt rötliche weibliche und männliche Blüten mit reichlich gelben Pollen einzeln oder in Büscheln. Seine Blütezeit ist im Mai.

2. Nach Dr. Bach kennzeichnet die Pflanze die Tugenden der Reue und des Verzeihens.
   Im negativen Pine-Zustand hält man hartnäckig an seiner Schuld fest.

3. Pine gehört zur Gruppe 6 gegen Unausgeglichenheit und Verzweiflung.
   Schlüsselsymptome: Schuldgefühle, Selbstvorwürfe, Mutlosigkeit, moralische Zwänge, Autoritätshörigkeit, Pingeligkeit.

4. Merkmale von Pine

A. Das Baby und Kleinkind
Pine empfiehlt sich, wenn das Kleinkind sehr zerknirscht ist, wenn etwas nicht klappt, wenn es mit sich unzufrieden ist und nicht getadelt werden möchte.

B. Das Schulkind
ist übertreiben gewissenhaft aus Angst, Fehler zu machen, eher „150prozentig", sehr selbstkritisch, fühlt sich leicht schuldig, überempfindlich gegenüber Kritik, weist aber jedes Lob zurück, zweifelt an sich, ist niedergeschlagen, oft Sündenbock der Klasse, hat Einschlafprobleme, lügt aus Angst vor Strafe.

C. Der pubertierende Jugendliche
ist ein Perfektionist, fühlt sich für alles verantwortlich, hat Einschlafprobleme, sucht die Schuld zuerst bei sich, ist sehr selbstkritisch, zu gewis-

senhaft, hat Minderwertigkeitsgefühle, ist überempfindlich gegenüber Kritik, übernimmt Verantwortung für die Fehler anderer, ist das personifizierte schlechte Gewissen, weist Lob zurück, akzeptiert keine Fehler an sich, ist verzweifelt wegen mangelnder Selbstsicherheit.

5. Pine schenkt:
- Abbau des schlechten Gewissens;
- Abbau von Schuldkomplexen;
- Abbau von zwanghaftem Perfektionismus;
- Abbau von moralisch bedingten sexuellen Problemen;
- geistige Unabhängigkeit;
- Selbstbejahung und Lebensbejahung;
- Eigenverantwortlichkeit;
- Akzeptanz von Fehlern;
- Fähigkeit zu vergeben;
- tiefes Verständnis für menschliche Gefühle;
- Geduld und Demut;
- innere Bescheidenheit.

Nr. 25: Red Chestnut

1. Rote Kastanie
Der laubabwerfende, sommergrüne Baum ist zierlicher und weniger robust als die weiße Roßkastanie. Man findet ihn häufig in Alleen, und seine kräftig rosaroten Blüten auf langen aufrechten Rispen kann man zwischen Mai und Juni sehen.

2. Nach Dr. Bach kennzeichnet die Pflanze die Tugenden der Nächstenliebe und der Fürsorge.
Im negativen Red Chestnut-Zustand wird das Konzept der Nächstenliebe egoistisch mißverstanden.

3. Red Chestnut gehört zur Gruppe 1 gegen die Angst.
Schlüsselsymptome: übertriebene Fürsorglichkeit, krankhafte Sorge und Angst um andere, niederdrückendes und neurotisches Mitleid.

4. Merkmale von Red Chestnut

A. Das Baby und Kleinkind
hat Schwierigkeiten, sich von den Eltern zu trennen, wird in diesem Fall weinen, Widerstand leisten, Fragen stellen, ist unsicher.

B. Das Schulkind
hat eine zu enge Bindung an Eltern und Angehörige, ist unsicher und unselbständig, ist bekümmert über Schwierigkeiten anderer, unglücklich, weil es etwas verloren hat, an dem sein Herz hing, bangt um andere, hat Angst, daß den Eltern etwas zustößt.

C. Der pubertierende Jugendliche
ist unselbständig, unsicher, ängstlich besorgt um die Sicherheit anderer, nicht um sich selbst, neigt dazu, „aus einer Mücke einen Elefanten zu machen".

5. Red Chestnut schenkt:
– Schicksalsvertrauen;
– einen gesunden Egoismus;
– Vertrauen und Zuversicht;
– Abbau von nervösen Störungen;
– Übersicht bei Notfällen;
– Ausstrahlung von Sicherheit und Mut für andere.

Nr. 26: Rock Rose

1. Gelbes Sonnenröschen
Der mehrjährige, immergrüne Halbstrauch ist anspruchslos. Buschig wächst er auf Kalkstein, kiesigem Boden und grasbedecktem Kreidekalk-Hügelland. Die strahlendgelben Blüten sieht man zwischen Juni und September.

2. Nach Dr. Bach kennzeichnet die Pflanze die Tugenden des Mutes und der Standhaftigkeit.

Im negativen Rock Rose-Zustand ist man in seiner Persönlichkeit seelisch und körperlich akut bedroht.

Rock Rose ist eine der wichtigsten Bach-Blüten der Notfalltropfen (Rescue Remedy).

3. Rock Rose gehört zur Gruppe 1 gegen die Angst.
Schlüsselsymptome: akute Schockzustände, Panikgefühle nach schlimmen Erlebnissen, psychische Labilität, latente Lebensangst.

4. Merkmale von Rock Rose
Die Bach-Blüte Rock Rose (als Bestandteil der Notfalltropfen) wird bei Heranwachsenden nur in akuten Fällen angewandt.

A. Das Baby und Kleinkind
hat panische Angst, hält sich Augen oder Ohren zu, flüchtet in eine Ecke, schreit, zittert (z. B. nach einem Alptraum, nachdem es von einem Hund gebissen wurde u. a.).

B. Das Schulkind
hat panische Angst, steht unter Schock: Es weint, zittert, hält sich Ohren oder Augen zu oder ist wie versteinert, blankes Entsetzen, Schrecken, die Nerven spielen verrückt, es hat Herzklopfen und feuchte Hände.

C. Der pubertierende Jugendliche
hat plötzlich eskalierende Angstgefühle, das Herz bleibt fast stehen, hysterisches Schreien, wenn vor Schreck der Verstand aussetzt, wenn er durchzudrehen droht, am Leben verzweifelt, Horror, die Nerven spielen verrückt.

5. Rock Rose schenkt:
– Erste Hilfe bei Panik oder Schock;
– in akuten Situationen mehr Ruhe und Gelassenheit;
– in akuten Situationen mehr Geistesgegenwart und Mut;
– langfristig mehr Mut und Standhaftigkeit;
– die Fähigkeit, in Krisensituationen über sich hinauszuwachsen;
– Abbau von hysterischen Reaktionen;
– Abbau von Panikgefühlen.

Nr. 27: Rock Water

1. Wasser aus heilkräftigen Quellen
Als einzige Essenz aus der Bach-Blüten-Palette findet man das mit Sonnenkraft aufgeladene Wasser aus heilkräftigen Felsenquellen inmitten unberührter Natur.

2. Nach Dr. Bach kennzeichnet das Wasser aus heilkräftigen Quellen die Tugenden der Anpassungsfähigkeit und der inneren Freiheit.

Im negativen Rock Water-Zustand ist man in starren theoretischen Maximen und realitätsfernen Vorstellungen gefangen.

3. Rock Water gehört zur Gruppe 7 gegen übertriebene Fürsorge für andere.

Schlüsselsymptome: übertriebene Selbstdisziplin und Selbstkontrolle bis hin zur Selbstverleugnung und Selbstkasteiung, Zwanghaftigkeit, Dogmatismuns, Fanatismus, Freudlosigkeit.

4. Merkmale von Rock Water

A. Das Baby und Kleinkind
Rock Water wird selten zur Behandlung von Babys und Kleinkindern eingesetzt.

B. Das Schulkind
ist streng mit sich, legt Wert auf genaues Arbeiten, ist ein Musterschüler, sehr ehrgeizig, untröstlich über schlechte Noten, zeigt wenig spontane Reaktionen, möchte gesund und stark sein, wirkt starr, unnachgiebig, hat einen starken Willen, möchte anderen geistig überlegen sein.

C. Der pubertierende Jugendliche
setzt sich selbst ständig unter Druck, zeigt auffallende Disziplin, ist zuverlässig, perfektionistisch, ein Musterschüler, zeigt pflichtbewußtes Verhalten, hat erst nach getaner Arbeit Spaß, hat wegen seiner steifen und strengen Art wenig Freunde, pedantisch, wenig Spontaneität, starker Wille, möchte Vorbild sein, innerer Zwang zu Verzicht, Selbstaufopferung, festgelegte Ideen und Meinungen, hat hohe Ideale, ist unduldsam bei Einschränkungen, ist ein Märtyrer für eigene Ideale, neigt zur Selbstverleugnung.

5. Rock Water schenkt:
– Befreiung von inneren Zwängen;
– Befreiung von der dogmatischen Lebensführung;
– Befreiung von starkem Perfektionsstreben;
– Abbau von Verkrampfungen und Verhärtungen;
– Abbau von selbstzerstörerischen Tendenzen;
– Wiederbelebung von konstruktiver Lebensfreude;
– Offenheit für die eigenen Gefühle;

- unbeschwerte, lebensbejahende Einstellung;
- geistige Beweglichkeit.

Rock Water ist das Lebenselixier schlechthin.

Nr. 28: Scleranthus

1. Einjähriger Knäuel
Das einjährige Wildkraut wächst in Weizenfeldern und auf Sand- und Kiesböden entweder als kleiner Busch oder als flache Kriechpflanze. Es blüht zwischen Juli und September mit kleinen blaßgrünen oder dunkelgrünen Blütenbüscheln.

2. Nach Dr. Bach kennzeichnet die Pflanze die Tugenden der inneren Balance und der Eindeutigkeit in der Vielseitigkeit.
   Im negativen Scleranthus-Zustand schwankt man zwischen zwei Extremen hin und her.

3. Scleranthus gehört zur Gruppe 2 gegen Unsicherheit.
   Schlüsselsymptome: Entscheidungsunfähigkeit, Wechselhaftigkeit durch Inkonsequenz und Zerrissenheit, Sprunghaftigkeit, Unzuverlässigkeit, Gedankenflucht.

4. Merkmale von Scleranthus

A. Das Baby und Kleinkind
ist ein stilles Kind, friedliches Spiel wird plötzlich unterbrochen durch Weinen oder Toben, launisch, unausgeglichen, labil, läßt sich leicht ablenken, läßt sich leicht überreden, ist ein Zappelphilipp.

B. Das Schulkind
besitzt kein inneres Gleichgewicht, wechselnde Meinungen, Gedanken, Stimmungen, Schwanken in Entscheidungen, ist unzuverlässig (erst mit einem Freund verabreden, dann mit einem anderen weggehen), wirkt schusselig (ablenkbar), ist vergeßlich (weil Gedankensprünge das Zuhören erschweren), arbeitet langsam (ist leicht abgelenkt), ist leicht beeinflußbar, kann nicht stillsitzen, ist immer in Bewegung, leidet unter einem Mangel an Vertrauen, zögert aus Unsicherheit, heute tut es hier weh – morgen da, Wechsel zwischen Heißhunger und Appetitlosigkeit.

C. Der pubertierende Jugendliche
ist labil, unbeständig, besitzt kein inneres Gleichgewicht, keine Ausdauer, schwache Überzeugung, ist leicht beeinflußbar, findet schlecht Freunde (gilt als flatterhaft), ist unzuverlässig, arbeitet langsam und unkonzentriert (Unentschlossenheit), ist launisch, unsicher, kann sich schlecht entscheiden, kann dann schlecht zu einem Entschluß stehen, leidet unter einem Mangel an Gelassenheit, macht die Dinge mit sich selbst ab, hat ein gewalttätiges Temperament wegen seiner Haltlosigkeit, wirkt ruhelos durch Unentschlossenheit, leidet unter einem Mangel an Vertrauen.

5. Scleranthus schenkt:
– die Fähigkeit, konsequent zu bleiben;
– die Fähigkeit, zu seinen Entscheidungen zu stehen;
– die Fähigkeit, Rat und Hilfe anderer anzunehmen;
– Abbau der Sprunghaftigkeit;
– Entschlossenheit;
– Entscheidungsfähigkeit;
– Konzentrationsfähigkeit;
– innere Balance unter allen Umständen.

Nr. 29: Star of Bethlehem

1. Doldiger Milchstern
Das 20–30 cm hohe Zwiebelgewächs mit den schlanken, in der Mitte von einem weißen Streifen geteilten Blättern findet man in Wäldern und auf Feldern. Die außen grün-weiß gestreiften und innen rein weißen Blüten blühen zwischen April und Mai und öffnen sich nur bei Sonnenschein.

2. Nach Dr. Bach kennzeichnet die Pflanze die Tugenden der Erweckung und der Reorientierung.
Im negativen Star of Bethlehem-Zustand verharrt man im geistig-seelischen Dämmerschlaf, ist innerlich wie betäubt.

3. Star of Bethlehem gehört zur Gruppe 6 gegen Unausgeglichenheit und Verzweiflung.
Schlüsselsymptome: Nachwirkungen von körperlichen, seelischen oder geistigen Schocks, egal ob weit zurückliegend oder

erst kürzlich geschehen (unverarbeitete Traumata), Nicht-Vergessen-können, Neurosen.

4. Merkmale von Star of Bethlehem

Die Bach-Blüte Star of Bethlehem ist ein Bestandteil der Notfalltropfen (Rescue remedy).

A. Das Baby und Kleinkind

braucht Star of Bethlehem, wenn es länger bedrückt und traurig ist, nicht essen mag, Trost ablehnt, sich bekümmert zurückzieht, oft Alpträume hat und schreiend erwacht, trotzig aus verletzten Gefühlen heraus ist, unglücklich, weil sein Herz etwas verloren hat, an dem es sehr hing, aus Verzweiflung oder Kummer weint.

B. Das Schulkind

braucht Star of Bethlehem nach Schockerlebnissen (um Blockaden aufzulösen), wenn es lange traurig und in sich gekehrt ist, Trost ablehnt, lange appetitlos ist, bekümmert, mißtrauisch aufgrund von schlechter Erfahrung ist, Kummer wegen Familienproblemen hat, unkonzentriert ist durch Kummer.

C. Der pubertierende Jugendliche

steht unter Schock nach einer schlimmen Nachricht, nach dem Verlust eines Menschen, hat Furcht nach einem Unfall. Lange seelische Lähmung, trauriges Herumhängen, versteinert wirken, Trost ablehnen, Konzentrationsprobleme (Kummer), Kummer wegen Familienproblemen. Leid scheint unerträglich zu sein, die Zukunft stellt sich ohne Hoffnung dar, Gefühllosigkeit, Betäubung, seelischer Dämmerschlaf.

Star of Bethlehem hilft bei der Auflösung seelischer Blockaden nach schlimmen Erlebnissen.

5. Star of Bethlehem schenkt:

– Überwindung von psychischen oder physischen Traumata (akut oder länger zurückliegend) auch bei Unfällen;
– Abbau neurotischer Verhaltungsstörungen;
– Verarbeitung von Schockerlebnissen;
– die Fähigkeit, Trost anzunehmen;
– innere Lebendigkeit;
– innere Kraft;
– schnelle Erholungsfähigkeit.

Nr. 30: Sweet Chestnut

1. Eß- oder Edelkastanie

Der bis zu 30 m hohe, sommergrüne Laubbaum wächst auf lockeren, mäßig feuchten Böden. Die kätzchenartigen, stark duftenden Büten sieht man zwischen Juni und August.

2. Nach Dr. Bach kennzeichnet die Pflanze die Tugend der Erlösung.

Im negativen Sweet Chestnut-Zustand ist man an einem Punkt angelangt, an dem man davon überzeugt ist, daß es keine Hoffnung mehr auf Hilfe gibt.

3. Sweet Chestnut gehört zur Gruppe 6 gegen Unausgeglichenheit und Verzweiflung.

Schlüsselsymptome: akute Hoffnungslosigkeit und Verzweiflung, seelischer und körperlicher Zusammenbruch, extremes seelisches Leiden, innere Total-Blockade, Ausweglosigkeit.

4. Merkmale von Sweet Chestnut

A. Das Baby und Kleinkind
weint, schluchzt, ist häufig verzweifelt, trauert still und zeigt abweisendes Verhalten, weil es sich im Stich gelassen, benachteiligt oder bestraft fühlt, bockiges Schweigen oder übertriebene Fröhlichkeit.

B. Das Schulkind
ist häufig verzweifelt, gibt sich abweisend, trauert still, hat Kummer wegen Familienproblemen, wirkt gequält durch Schmerz und Kummer, fühlt sich hilflos und isoliert.

C. Der pubertierende Jugendliche
empfindet eine schmerzhafte Leere, ist verzweifelt, verspürt eine ohnmächtige Hoffnungslosigkeit, flüchtet sich in totale Verweigerung, emotionale Aussichtslosigkeit, hat kein Vertrauen mehr, leidet unter Seelenqualen und überwältigendem innerem Schmerz, die Grenzen der Belastbarkeit sind erreicht, er ist innerlich völlig verloren, fühlt sich vollkommen isoliert und hilflos, weiß, daß etwas grundsätzlich Neues kommen muß.

5. Sweet Chestnut schenkt:
– Abbau des Widerstandes gegenüber der Realität;

- Abbau der totalen Verweigerungshaltung;
- realistische akzeptable Perspektiven zum Weiterleben;
- Vertrauen in das Schicksal;
- Zulassen von eigenen Schwächen;
- Realismus und Optimismus;
- mehr Menschlichkeit.

Nr. 31: Vervain

1. Eisenkraut
Das bis zu 60 cm hohe Wildkraut gedeiht auf kahlen, trockenen Böden an Wegrändern und auf sonnigen Weiden. Es trägt zwischen Juni und Oktober flieder-, lila- oder purpurfarbene kleine Blüten.

2. Nach Dr. Bach kennzeichnet die Pflanze die Tugenden der Selbstdisziplin und der Selbstbeherrschung.

Im negativen Vervain-Zustand richtet man den eigenen Willen zu stark nach außen und die eigene Energie wird unökonomisch eingesetzt.

3. Vervain gehört zur Gruppe 7 gegen übertriebene Fürsorge für andere.

Schlüsselsymptome: missionarischer Übereifer bei gleichzeitigem Raubbau an den eigenen Kräften, intoleranter Idealismus, Aufdringlichkeit, starre Prinzipienreiterei, Weltverbesserertum, Fanatismus.

4. Merkmale von Vervain

A. Das Baby und Kleinkind
ist ein zappeliges Kind, schnell, es besitzt eine große Begeisterungsfähigkeit, hat eine überschwengliche Art, läßt andere nicht in Ruhe, wirkt lästig durch sein Verhalten, nervig durch dauerndes Reden, weint, wenn es nicht seinen Willen bekommt, ist abends überdreht, will nicht schlafen, kann schlecht einschlafen, macht viel Krach, spricht zu schnell, verhaspelt sich, stottert, ist vorlaut.

B. Das Schulkind
besitzt eine große Begeisterungsfähigkeit, großen Elan, es steht unter stän-

diger Spannung, hat eine überschäumende Art, spricht zu schnell, verhaspelt sich, stottert, wirkt vorlaut, willensstark, handelt oft ohne nachzudenken, will andere mitreißen, mischt sich ein, weiß alles besser, wirkt aufdringlich, berechnend, bevormundet Geschwister, findet schwer Freunde, will immer seinen Willen durchsetzen, schläft schlecht, neigt zur Selbstüberforderung, ist habsüchtig nach Macht, leidet unter Anspannung durch Angst und Furcht, ist starr, unnachgiebig, überstarke Konzentration.

C. Der pubertierende Jugendliche
ist engagiert, besitzt viel Mut, ist enthusiastisch, redet viel, genießt die Auseinandersetzung, steht unter ständiger nervlicher Anspannung, will andere beeinflussen, belehrt, gängelt Geschwister und andere Kinder, wirkt herrschsüchtig, starrköpfig, fanatisch, intolerant, findet keine Freunde, unverfroren, enervierend, aufdringlich, wird zum Märtyrer für eine festgelegte Sache oder Idee, erschöpft sich durch Anstrengung und Belastung bis zum Kollaps.

5. Vervain schenkt:
– Abbau von streßerzeugendem Übereifer;
– Abbau von missionarischer Aufdringlichkeit;
– mehr Bescheidenheit;
– mehr Weisheit;
– gebremsten Tatendrang;
– Respekt vor den Meinungen anderer;
– Blick für einen größeren Rahmen;
– gezielteren Einsatz der eigenen großen Energie.

Nr. 32: Vine

1. Weinrebe
Die bis 15 m und weiter rankende Pflanze hat grüne, im Herbst rote Blätter. Ihre kleinen grünen, duftenden Blüten wachsen in dichten Trauben. Blütezeit ist zwischen Juni und Juli. Wie die Olive wurde auch die Weinrebe von Dr. Bach aus Italien importiert.

2. Nach Dr. Bach kennzeichnet die Pflanze die Tugenden der Autorität und Durchsetzungskraft.
Im negativen Vine-Zustand ist man hart, machthungrig und respektiert die Individualität seiner Mitmenschen nicht.

3. Vine gehört zur Gruppe 7 gegen übertriebene Fürsorge für andere.

Schlüsselsymptome: sture Intoleranz bei geistiger Unbeweglichkeit, rücksichtsloses Dominanzbedürfnis, Herrschsucht, Rechthaberei, tyrannische Bevormundung.

4. Merkmale von Vine

A. Das Baby und Kleinkind
ist eigensinnig, hat einen starken Willen, läßt sich nichts sagen, rauft, tobt, ist ein kleiner Tyrann, wirkt lästig durch sein Verhalten, durch dauerndes Reden, ist bockig, findet keine Freunde, weil es alles besser weiß, gehorcht nicht, nimmt anderen das Spielzeug weg.

B. Das Schulkind
ist immer tonangebend, eigensinnig, rücksichtslos, rechthaberisch, unnachgiebig, leidet unter einem Mangel an Mitgefühl, findet keine Freunde, besitzt ein starkes Selbstvertrauen, läßt sich weder loben noch tadeln, ist vom eigenen Handeln überzeugt, mischt sich in jede Angelegenheit, wirkt aufdringlich, setzt andere für seine Wünsche ein, mag sich nicht entschuldigen, ordnet sich nicht ein, schlägt andere Kinder, ist durch nichts zu beeinflussen, ist tyrannisch, knirscht nachts mit den Zähnen.

C. Der pubertierende Jugendliche
besitzt viel Selbstvertrauen, ist eine starke und ehrgeizige Persönlichkeit, besitzt keine Sensibilität anderen gegenüber, ist rücksichtslos, autoritär, akzeptiert andere nicht, nutzt andere aus, will sie beeinflussen und manipulieren, sein entschlossenes Handeln macht ihn zur wertvollen Hilfe in Notfällen, er haßt es, sich zu entschuldigen, hat keine Freunde, ist ein gewalttätiger Charakter, hochmütig, hat kein Mitgefühl, regiert.

5. Vine schenkt:
– mehr Sensibilität für die Bedürfnisse anderer;
– Abbau von Sturheit und Intoleranz;
– mehr Nachgiebigkeit;
– mehr Rücksichtnahme;
– geistige Beweglichkeit;
– Lern- und Erkenntnisfähigkeit;
– Abbau der dogmatischen Denkinhalte;
– Aufgeschlossenheit.

Nr. 33: Walnut

1. Walnuß

Der bis zu 25 m hoch werdende sommergrüne Baum mit gewölbter, kugeliger Krone gedeiht geschützt an Hecken und in Obstgärten. Die männlichen gelbgrünen Kätzchen und die selteneren weiblichen Blüten erscheinen auf dem gleichen Baum. Ihre Blütezeit ist zwischen April und Mai.

2. Nach Dr. Bach kennzeichnet die Pflanze die Tugenden des Neubeginns und der Unbefangenheit.

Im negativen Walnut-Zustand ist man unfähig, den endgültig letzten Schritt zu machen, weil man bewußt oder unbewußt befangen ist in Entscheidungen der Vergangenheit.

3. Walnut gehört zur Gruppe 5 gegen Überempfindlichkeit gegenüber Einflüssen und Ideen.

Schlüsselsymptome: zu große Beeinflußbarkeit und Wankelmut in Phasen des Neubeginns, Labilität und übertriebene Anpassung, Persönlichkeitsschwäche, Mangel an Selbstsicherheit.

4. Merkmale von Walnut

A. Das Baby und Kleinkind
ist empfindlich, unsicher, leicht einzuschüchtern. Walnut kann helfen beim Zahnen und zu Beginn neuer Lebensabschnitte: beim Eintritt in den Kindergarten, nach einem Umzug etc.

B. Das Schulkind
braucht Walnut zu Beginn neuer Lebensabschnitte: Schulanfang, Schulwechsel, Umzug u.a. zur emotionellen Ablösung. Der Neuanfang fällt ihm schwer, es ist empfindlich und unsicher, leicht zu überreden, wankelmütig.

C. Der pubertierende Jugendliche
Auch bei ihm wird Walnut vorwiegend in besonderen Lebenssituationen angewendet. Es hilft dem Jugendlichen, sich selbst treu zu bleiben, sich an die neue Umgebung anzupassen. Es mindert Unsicherheit in der Pubertät und vor Prüfungen. Der Jugendliche ist leicht beeinflußbar, holt immer wieder Rat von anderen ein, verfügt nicht über ein „dickes Fell".

5. Walnut schenkt:
- Abbau der naiven Gutgläubigkeit;
- Abbau unpassender Vertrauensseligkeit;
- innere Kraft und Stabilität;
- Stärkung der Persönlichkeit;
- ein „dickes Fell";
- Mut für einen neuen Lebensabschnitt;
- Vertrauen in das eigene Schicksal;
- mehr Abwehrkraft;
- Befreiung aus Abhängigkeiten von anderen Menschen.

Nr. 34: Water Violet

1. Sumpfwasserfeder
Die zur Primelfamilie zählende Teich-, Sumpf- und Wasser-
pflanze ist selten und gilt als bedroht. Sie trägt weiß-rosa ge-
färbte, innen gelbe Blüten, die etwa 20 cm über die Wasserober-
fläche hinausragen. Ihre Blütezeit ist zwischen Mai und Juni.

2. Nach Dr. Bach kennzeichnet die Pflanze die Tugenden der
Demut und der Weisheit.
    Im negativen Water Violet-Zustand zieht man sich in reser-
viertem Stolz zurück.

3. Water Violet gehört zur Gruppe 4 gegen Einsamkeit.
    Schlüsselsymptome: innere Reserviertheit, stolze Zurück-
haltung, arrogante Überheblichkeit, ablehnende Unnahbarkeit,
kontaktgestörte Verschlossenheit, Einzelgängertum.

4. Merkmale von Water Violet

A. Das Baby und Kleinkind
ist ein stilles und geräuschloses Kind, ist gern allein, ohne traurig zu sein,
ist menschenscheu, etwas schüchtern, hat eine sanfte und leise Stimme,
fällt wenig auf, ist ein Eigenbrötler.

B. Das Schulkind
ist selbständig, unabhängig, sehr gelassen, ordentlich, ruhig, hat eine leise
und sanfte Stimme, ist tüchtig, selbstgenügsam, wenig kontaktfreudig, ei-

genbrötlerisch, lehnt Hilfe ab, ist hochmütig, stolz, entschuldigt sich nicht gern, wirkt gehemmt und verschlossen – hat wenig Freunde, ist unter dem „Schildkrötenpanzer" auch traurig, weint jedoch selten.

C. Der pubertierende Jugendliche
ist selbständig, unabhängig, ist ruhig, ordentlich, zurückgezogen und selbstgenügsam, selbstsicher, hat wenig Freunde – wirkt arrogant, hochmütig, verschlossen, ist ein Einzelgänger, macht Probleme mit sich selber ab, ist unglücklich über Isolation, mischt sich nicht in fremde Angelegenheiten, geht Auseinandersetzungen aus dem Weg, hat ein isoliertes Überlegenheitsgefühl.

5. Water Violet schenkt:
– Abbau der inneren Distanz;
– Abbau der inneren Vereinsamung;
– Abbau von übertriebener vornehmer Zurückhaltung;
– Abbau der unnatürlich stolzen inneren Haltung;
– Abbau der Arroganz;
– mehr Unbefangenheit;
– Gesprächsbereitschaft;
– Aufgeschlossenheit;
– Umgänglichkeit;
– Liebenswürdigkeit.

Nr. 35: White Chestnut

1. Roßkastanie
Der 20–25 m hohe Baum hat große, handförmige Blätter. Er trägt zahlreiche Blüten in großen, hohen Rispen, die männlichen meist oben, die weiblichen meist unten. Sie sind reinweiß mit gelblichen oder rötlichen Zeichen, und ihre Blütezeit ist zwischen Mai und Juni.

2. Nach Dr. Bach kennzeichnet die Pflanze die Tugenden der Ruhe und der Unterscheidungsfähigkeit.
Im negativen White Chestnut-Zustand ist man Opfer falsch verstandener, unpassender Gedankenkonzepte.

3. White Chestnut gehört zur Gruppe 3 gegen geringe Lebenslust.

Schlüsselsymptome: innere Selbstgespräche und Dialoge, kreisende Gedanken, geistige Übererregung, zwanghaftes Denken, fixe Ideen, Nicht-abschalten-Können, Konzentrationsstörungen.

4. Merkmale von White Chestnut

A. Das Baby und Kleinkind
wirkt abwesend; das Kleinkind wirkt zerstreut und hört nicht richtig zu.

B. Das Schulkind
wirkt geistig abwesend, unkonzentriert – seine Gedanken drehen sich im Kreis, es ist vergeßlich, zerstreut, kommt nicht zur Ruhe, macht sich zu viele Gedanken, wirkt überreizt.

C. Der pubertierende Jugendliche
führt innere Selbstgespräche, wirkt geistig abwesend, unkonzentriert, ist mit seinen Gedanken auf eine Sache fixiert, kann sich nicht entspannen, kann schlecht einschlafen, ist vergeßlich, macht sich ständig Sorgen, zeigt einen Mangel an Interesse wegen quälender Gedanken, leidet unter mentalen Stauungen, knirscht nachts mit den Zähnen, kann nicht durchschlafen.

5. White Chestnut schenkt:
- Abbau des „Echos" im Kopf;
- Abbau des „Auf-der-Stelle-Tretens";
- Abbau der mentalen Spannung;
- Wege aus dem gedanklichen Teufelskreis;
- Abbau von Zwangsgedanken;
- klares, konstruktives Denken;
- Ruhe und Konzentration zur Problemlösung;
- Ausgeglichenheit und inneren Frieden.

Nr. 36: Wild Oat

1. Waldtrespe
Die Waldtrespe, auch Hafergras genannt, wird zwischen 60 und 120 cm hoch und wächst in feuchten Wäldern, dichtem Gebüsch und an Wegrändern. Die in biegsamen Rispen versteckten doppelgeschlechtlichen Blüten blühen zwischen Juli und August.

2. Nach Dr. Bach kennzeichnet die Pflanze die Tugenden der Zielstrebigkeit und der Berufung.

Im negativen Wild Oat-Zustand weiß man nicht, wozu man berufen ist und fühlt sich unerfüllt und unzufrieden.

3. Wild Oat gehört zur Gruppe 1 gegen die Angst.

Schlüsselsymptome: Unzufriedenheit und Depressionen durch fehlenden Lebenssinn, Unklarheit und Unentschlossenheit in den Zielsetzungen, Zweifel, Sinn- und Lebenskrisen.

4. Merkmale von Wild Oat

A., B.
Bei der Behandlung von Babys, Klein- oder auch Schulkindern spielt die Blütenessenz Wild Oat noch keine Rolle.

C. Der pubertierende Jugendliche
wirkt unsicher, legt sich nicht gerne fest, ist unfähig, wichtige Entscheidungen zu treffen (z. B. über seine Berufsausbildung), hat keine klare Zielvorstellung, ist unfähig, Dinge zu verwirklichen, hat viele Ideen im Kopf, hat keine Ausdauer, ist schnell gelangweilt, zeigt keine besondere Berufung, verzettelt sich, zeigt große Unrast, sein Ehrgeiz wird nicht zufriedengestellt, immer neue Enttäuschungen führen zu Unzufriedenheit, Frustration, Langeweile, Depression, Resignation. Der Jugendliche hat keinen festen Freundeskreis.

5. Wild Oat schenkt:
– das Erkennen der seelischen Bedürfnisse;
– Klarheit und Entschiedenheit für die eigenen Anliegen;
– das Erkennen der persönlichen Berufung;
– die Fähigkeit, seine Talente zu erkennen und auszuschöpfen.

Nr. 37: Wild Rose

1. Heckenrose
Die Stammart vieler Edelrosen wächst an sonnigen Waldrändern, Hecken und steinigen Abhängen. Ihre Blüte besteht aus fünf weißen oder rosafarbenen Blütenblättern, und ihre Blütezeit ist zwischen Juni und August.

2. Nach Dr. Bach kennzeichnet die Pflanze die Tugenden der Hingabe und der inneren Motivation.

Im negativen Wild Rose-Zustand ist die eigene Hingabe durch eine negative Erwartungshaltung stark fixiert und kann zu einer völligen Aufgabe der Eigeninitiative führen.

3. Wild Rose gehört zur Gruppe 3 gegen geringe Lebenslust.

Schlüsselsymptome: Antriebslosigkeit und Teilnahmslosigkeit bis hin zu Resignation oder mangelndem Lebenswillen, Apathie, krankhafte Schicksalsergebenheit.

4. Merkmale von Wild Rose

A. Das Baby und Kleinkind
Stille passive Haltung des Babys, energieloses Dasein aus Resignation (Ursache: hat Stunden nach der Mutter geweint und dann die Hoffnung aufgegeben).

Das Kleinkind wirkt gelangweilt, ermüdet schnell, läßt sich das Spielzeug wegnehmen, ohne sich zu wehren, kapselt sich ab.

B. Das Schulkind
ist still, gelangweilt, hat an nichts Spaß, keine Motivation zum Lernen, wirkt häufig müde, kapselt sich ab, wirkt abweisend, lächelt selten, wirkt enttäuscht, resigniert, hat wenig Freude an Aktivitäten, zieht sich bei Kummer in sich selbst zurück, strengt sich selten an, klagt selten, hat wenig Ehrgeiz.

C. Der pubertierende Jugendliche
wirkt müde, energielos, hat eine ausdruckslose Stimme, scheint chronisch gelangweilt, allgemein unmotiviert, apathisch, hat wenig Ehrgeiz, ist vergeßlich aus mangelndem Interesse, wirkt gleichgültig, treibt durchs Leben, läßt niemand und nichts an sich heran, hat bewußt oder unbewußt kapituliert, er hat kein Interesse an einer Veränderung der Umstände.

5. Wild Rose schenkt:
– Aktivierung des Lebenswillens und der Lebensfreude;
– Aktivierung alter Interessen;
– Erwachen neuer Interessen;
– neue Vitalität;
– Unternehmungslust;
– Lebensinteresse;
– innere Freiheit und Flexibilität.

1. Gelbe Weide

Die gelbe Weide, die im Winter an ihren gelb-orangefarbenen Ästen zu erkennen ist, wächst in feuchtem, tiefliegendem Gelände. Männliche und weibliche Blüten wachsen auf verschiedenen Bäumen, ihre Blütezeit ist zwischen April und Mai.

2. Nach Dr. Bach kennzeichnet die Pflanze die Tugenden der Eigenverantwortlichkeit und des konstruktiven Denkens.

Im negativen Willow-Zustand denkt man häufig negativ und destruktiv, sucht die Schuld in der Außenwelt.

3. Willow gehört zur Gruppe 6 gegen Unausgeglichenheit und Verzweifelung.

Schlüsselsymptome: innerer Groll und Verbitterung, Beleidigtsein, Enttäuschung, Unversöhnlichkeit, Rachsucht.

4. Merkmale von Willow

A. Das Baby und Kleinkind
ist wehleidig, beklagt sich über andere Kinder, beschuldigt andere, petzt, fühlt sich sehr oft ungerecht behandelt, ist häufig gekränkt, schmollt ständig.

B. Das Schulkind
ist schnell enttäuscht, hat häufig schlechte Laune, fühlt sich ständig ungerecht behandelt, macht Vorwürfe, ist trotzig aus Verbitterung, gönnt niemandem etwas, ist ein Spielverderber, hadert mit dem Schicksal, ist verletzlich, stellt sich als Opfer dar, ist nachtragend, petzt, ist zornig, täuscht Krankheit vor.

C. Der pubertierende Jugendliche
denkt negativ und destruktiv, fühlt sich stets ungerecht behandelt, ist schnell enttäuscht, mißtrauisch durch negative Grundeinstellung, hegt starke Vorurteile, ist wenig kooperativ, zerfließt vor Selbstmitleid, ist leicht aus dem Gleichgewicht zu bringen, ist verbittert, grollt, ist krank vor Ärger, haßt aus Ärger, fühlt sich als Opfer des Schicksals, erwartet volle Anteilnahme, hegt stille Wut, spielt den Märtyrer, neidet anderen ihr Glück und ihren Erfolg, ist nachtragend, rachsüchtig.

5. Willow schenkt:
– Abbau der inneren Verbitterung;

- Abbau von Neid und Mißgunst;
- Abbau des Haderns mit dem eigenen Schicksal;
- die Einsicht: man bekommt zurück, was man ausstrahlt;
- Versöhnungsbereitschaft;
- Zufriedenheit;
- mehr Eigenverantwortung.

Rescue Remedy

Erste-Hilfe- oder Notfalltropfen

Die Notfalltropfen sind das einzige Kombinationsmittel, das von Dr. Bach selbst zusammengestellt und auch eingesetzt wurde.

Von allen Bach-Blüten-Essenzen ist diese Kombination die bekannteste und weitverbreitetste. Sie hat sich in unzähligen kritischen Situationen bewährt und sollte auch in Ihrer Hausapotheke und in Ihrem Auto nicht fehlen.

Anwendung: bei Unfällen jeder Art, Panikattacken, Schockzuständen, Kollaps, schweren Verletzungen, Verbrennungen, Selbstmordgefahr, Herzinfarkt, Schlaganfall etc.

Die Notfalltropfen leisten Erste Hilfe. Sie können die betroffene Person auf dem Weg zum Arzt oder Krankenhaus erstversorgen, d. h. beruhigen und stabilisieren.

Rescue Remedy besteht aus folgenden Blüten-Essenzen:

Cherry Plum (Nr. 6)	gegen die Angst, die Kontrolle zu verlieren,
Clematis (Nr. 9)	gegen die Tendenz, bewußtlos zu werden,
Impatiens (Nr. 18)	gegen mentalen Streß und Anspannung,
Rock Rose (Nr. 26)	gegen Terror- und Panikgefühle,
Star of Bethlehem (Nr. 29)	gegen Schreck und Betäubung.

Als fertige Mischung sind die Notfalltropfen in allen Apotheken erhältlich!

Dosierung: 3 Tropfen pur auf die Zunge, Wiederholung in ca. 10-minütigem Abstand bis zu den ersten positiven Anzeichen, danach in größeren Abständen. Bei Bewußtlosen kann man die Notfalltropfen auf die Lippen oder das Zahnfleisch geben bzw. auf der Stirn verreiben.

Kleinere körperliche Verletzungen wie Verbrennungen, Sonnenbrand, Insektenstiche, Schnitte, Verstauchungen u. a. können mit der *Rescue cream* (Salbe) behandelt werden.

Rescue Remedy bei Kindern

Die Notfalltropfen sollten bei Kindern nicht nur in Fällen, die wir als Notfall ansehen (Unfälle oder dramatische Ereignisse) angewendet werden, sondern auch in seelischen Ausnahmezuständen. Ein aufgeschlagenes Knie, eine unerwartet schlechte Klassenarbeit, die Begegnung mit einem großen Hund – vieles kann ein Schockerlebnis sein, Ihr Kind in eine plötzliche Streßsituation versetzen. Ausschlaggebend sollte ausschließlich der Gemütszustand Ihres Kindes sein.

Dennoch: Einnehmen sollte man die Notfalltropfen nur in akuten Situationen und nicht über einen längeren Zeitraum. Allerdings können sie bei neuen oder sich wiederholenden akuten eintretenden Situationen immer wieder genommen werden.

Nochmals: Alle Bach-Blüten-Essenzen sind frei von Nebenwirkungen, also auch die Rescue Remedy.

Und: Die Notfalltropfen können niemals eine notwendige medizinische Versorgung ersetzen!

VI.
Hilfen zur Diagnose

1. Fragebogen für Eltern
(mehrere Antworten sind möglich)

1. Welchen Eindruck macht Ihr Kind auf Sie?

Unser Kind

– macht nach außen einen ruhigen Eindruck, scheint aber innerlich unruhig und schläft oft schlecht ein	A 1	
– ist unruhig, ständig in Eile, sehr ungeduldig	I 18	
– ist nicht nur unruhig, sondern oft nervös, verhält sich zwanghaft, kaut z. B. Nägel	C 6	
– ist unruhig und unausgeglichen, macht nervöse Bewegungen, zerfahrene Gebärden	S 28	

2. Wie verhält sich Ihr Kind beim Essen?

Unser Kind

– kann nicht stillsitzen, ißt zu schnell und kaut nicht richtig	I 18	
– zappelt herum, steht unter Spannung	C 6	
– kann nicht stillsitzen, ist abgelenkt	S 28	
– träumt vor sich hin und vergißt das Essen	C 9	
– ißt grundsätzlich den Teller leer	C 4	
– hat immer etwas am Essen auszusetzen und fragt, ob es etwas anderes essen darf	C 8	
– nörgelt ständig am Essen herum, und fordert etwas anderes zu essen	V 32	
– hat aus Ärger oder Kummer keinen Appetit	S 29	
– ekelt sich vor Speisen	C 10	
– ißt, redet und zappelt beim Essen ununterbrochen, um Aufmerksamkeit zu erhalten	H 14	
– ißt und erzählt dabei Dinge, die es loswerden möchte	V 31	

3. Hat Ihr Kind Übergewicht?

Unser Kind

– kann beim Anblick von Speisen nicht nein sagen, ißt zuviel	C 4	
– ißt zuviel aus Kummer	A 1	
– ißt zuviel als Reaktion auf Veränderungen: Schulwechsel, Umzug o. ä.	C 8	

4. Wie ist der Schlaf Ihres Kindes?

Unser Kind

– macht vor dem Einschlafen viele Pläne und kann dadurch nur schwer Schlaf finden	C 7	
– kann seine Gedanken nicht „abstellen" und schläft dadurch schlecht ein	W 35	
– denkt über vertane Chancen und Fehler nach und kann dadurch schlecht einschlafen	P 24	
– ist tagsüber träge und müde, abends aktiv und hellwach	S 28	
– schläft nicht sehr tief und sehr unruhig, besonders bei Vollmond	A 1	
– wirft sich im Bett hin und her, ist unruhig, schläft erst spät ein	C 6	
– redet im Schlaf und setzt damit seinen ständigen inneren Dialog fort	W 35	
– mag nachts nicht alleine sein, verlangt Zuwendung	C 8	
– will nachts nicht alleine sein, sucht Körperkontakt	H 14	
– hat schlimme Träume und Angst vor dem erneuten Einschlafen	A 2	
– hat schwere Alpträume, bedingt durch ein schlimmes Erlebnis	R 26	
– hat ein geringes Schlafbedürfnis, schläft sehr wenig	O 22	
– springt sofort aus dem Bett, wenn es aufwacht	I 18	
– braucht Mittagsschlaf, weil die Schule es ermüdet	H 17	
– liebt es, im Bett zu liegen und zu träumen	C 9	
– ist nach großer Anstrengung oder Krankheit völlig erschöpft, will nur noch schlafen	O 23	
– will nur noch schlafen, zieht sich in sich selbst zurück, weil es nichts mehr hören und sehen will	W 37	

5. Wie reagiert Ihr Kind, wenn Sie „Nein" sagen?

Unser Kind

– wird wütend und versucht, sich auch durch körperliche Gewalt durchzusetzen	V 32	
– weint sehr laut, um uns zu erpressen	C 8	
– schluchzt, weil es sich selbst bemitleidet	H 14	

6. Wie geht Ihr Kind auf lange Sicht mit Kritik um?

Unser Kind

– kann schlecht verzeihen und meidet die betreffende Person über längere Zeit	W 38	

7. Worauf reagiert Ihr Kind besonders empfindlich?

– auf Ablehnung und Liebesentzug	C 4	
– auf unberechtigte Beschuldigungen, Ungerechtigkeiten	V 31	
– auf Kritik und Vorwürfe: es reagiert beleidigt bereits bei Kleinigkeiten	C 8	
– auf Kritik und Zurechtweisung: es fühlt sich minderwertig	L 19	
– auf Vorwürfe: es fühlt sich schuldig	P 24	
– auf Fehlschläge: es fühlt sich entmutigt	G 12	
– auf Streit, Aggression, laute Geräusche u. a.: es hat Angst	M 20	
– unser Kind ist generell schnell in seinem Stolz verletzt und zieht sich dann zurück	W 34	

8. Läßt sich Ihr Kind trösten?

– nein, es will keine Schwäche zeigen	A 1	
– nein, es will „groß" sein, ist zu stolz	W 34	
– ja, es braucht viel Zuwendung, sucht sogar Trost bei Fremden	H 14	

9. Kann sich Ihr Kind mit sich selbst beschäftigen?

Unser Kind

– spielt am liebsten allein, ist ein Einzelgänger	W 34	
– nimmt wenig Anteil an der Außenwelt, träumt mit offenen Augen	C 9	
– kann schlecht alleine sein	H 14	

10. Wie reagiert Ihr Kind, wenn es sich entscheiden muß?

– Es ist verwirrt, weiß nicht, was es will (gilt nur für Jugendliche)	W 36	
– Es schwankt zwischen zwei Möglichkeiten, ist hin- und hergerissen	S 28	
– Es ist unsicher, fragt selbst bei Kleinigkeiten um Rat und tut dann das Gegenteil	C 5	
– Es fragt andere um Rat, tut dann aber das Gegenteil, oder trifft von vornherein selbst souverän alle Entscheidungen	V 32	
– Es ist zu stolz, jemanden um Rat zu fragen	W 34	

11. Wie verhält sich Ihr Kind, wenn es krank das Bett hüten muß?

Unser Kind

– beschäftigt alle Anwesenden, will ständig etwas gebracht bekommen	V 32	
– erpreßt Zuwendung	C 8	
– will bedauert werden	H 14	
– will alleine sein	W 34	
– versucht, seine Krankheit zu überspielen, gibt sich fröhlich, tut als wenn es gesund wäre	A 1	
– ist voller Zweifel, ob es wieder gesund werden wird	G 12	
– ist durch die Krankheit verängstigt, fragt, ob es gefährlich krank ist	M 20 (R 26)	
– gibt die Hoffnung auf, weil keine Besserung zu erkennen ist	G 13	

12. Unser Kind reagiert zornig . . .

– weil es ihm nicht gelingt, andere zu überzeugen	V 31	
– weil es mit Gewalt seinen Kopf durchsetzen will	V 32	
– bereits bei Kleinigkeiten	H 15	
– weil „das Faß zum Überlaufen kommt"	C 6	
– weil ihm alles zu langsam geht	I 18	

13. Unser Kind weint . . .

– um etwas zu bekommen, seinen Willen durchzusetzen	C 8	
– bereits aus nichtigem Anlaß	G 12	
– aus Angst	M 20	
– weil es grundlos traurig ist	M 21	
– schon beim kleinsten Kratzer	H 14	
– weil es sich etwas nicht zutraut, sehr schüchtern ist	L 19	

14. Unser Kind hat Angst . . .

– z. B. vor Hunden, Gewittern, vor dem Zahnarzt, allgemein vor Fremdem	M 20	
– vor Dunkelheit, vor Gespenstern, Monstern etc. (Angst vor eingebildeten Dingen)	A 2	
– beim Einschlafen	A 1	
– um Familienmitglieder	R 25	
– unser Kind täuscht Angst vor, um nicht alleine sein zu müssen	H 14	

– unser Kind täuscht Angst vor, um Zuwendung zu erpressen, behauptet, nur im Bett der Eltern schlafen zu können oder muß vorgelesen bekommen, um einschlafen zu können	C 8	
– unser Kind hat irrationale Angst vor Spinnen und Blut	A 2	
– es empfindet eigentlich mehr Ekel als Angst vor Spinnnen und Blut	C 10	

15. Unser Kind reagiert verzweifelt . . .

– weil sein Anspruch an sich selbst zu hoch ist oder weil ihm seine Ideen undurchführbar gemacht werden	V 31	
– weil es generell an sich selbst zweifelt, leicht aufgibt	G 12	
– weil es schnell „die Flinte ins Korn wirft"	W 37	
– und ist dann „am Boden zerstört"	S 30	
– und macht sich selbst Vorwürfe	P 24	

16. Wie reagiert Ihr Kind auf Geschwister und andere Kinder?

Unser Kind

– ist eifersüchtig auf andere Kinder, auch Geschwister oder Elternteile: Es drängt sich dazwischen, um zu schmusen	H 15	
– fühlt sich leicht zurückgesetzt	C 8	

17. Wie verhält sich Ihr Kind gegenüber Freunden, Klassenkameraden, Lehrern?

Unser Kind

– ist schüchtern und gehemmt	L 19	
– hat wenig Freunde, ist eher allein, will sich nicht unterordnen	W 34	
– hält andere bei Laune, erzählt ständig Witze, sorgt für Stimmung	A 1	
– möchte im Mittelpunkt stehen, spielt häufig den Clown	H 14	
– will anderen seinen Willen aufzwingen, reagiert frech und unbeugsam, kann sich nicht unterordnen	V 32	
– will andere für seine Ideen begeistern	V 31	
– macht sich über andere lustig, spottet	B 3	
– kritisiert das Verhalten anderer, hat seine Meinung dazu und ist beleidigt, wenn seine Vorschläge keine Beachtung finden	C 8	
– treibt andere an, schneller zu sein	I 18	
– reagiert stur, ist nicht zu überzeugen	R 27	
– reagiert gereizt, gibt freche Antworten	H 15	

– ist aufgeregt, hat „nervöse Ticks"	C 6	
– sagt zu den Bitten anderer grundsätzlich nein	H 15	
– geht auf die Wünsche anderer ein, wenn es dafür eine Gegenleistung bekommt	C 8	
– ist hilfsbereit, läßt sich leicht ausnutzen, weil es nicht nein sagen kann und bei allen beliebt sein will	C 4	
– ordnet sich anderen nur ungern unter: was es nicht will, tut es nicht	C 7	

18. Wie reagiert Ihr Kind, wenn andere versuchen, es zu beeinflussen?

Unser Kind

– kann schlecht nein sagen	C 4	
– ist leichtgläubig, läßt sich leicht einen Bären aufbinden	C 5	
– läßt sich nichts sagen oder vorschreiben	W 34	
– ist unwillig und starrköpfig	C 7	
– hat seinen eigenen Kopf und gibt nur selten nach	V 32	

19. Wie verhält sich Ihr Kind, wenn andere mit ihm streiten wollen?

Unser Kind

– gibt nach, um dem Streit aus dem Weg zu gehen	C 4	
– hält sich aus jedem Streit heraus, steht über den Dingen	W 34	
– reagiert ängstlich, zieht sich zurück	M 20	
– versucht den anderen zu maßregeln	C 8	
– hat Angst, fühlt sich bedroht und greift den anderen an	A 2	
– will klären und wirkt auf den anderen ein, wird allerdings dabei heftig	V 31	
– stichelt und macht sich über den anderen lustig	B 3	
– läßt sich provozieren, wird aggressiv und gewalttätig	V 32	
– wird sehr schnell wütend	H 15	

20. Wie reagiert Ihr Kind auf die Probleme anderer?

Unser Kind

– ist mitfühlend, leidet mit	C 4	
– kümmert sich um andere, gibt Ratschläge und reagiert beleidigt, wenn sie nicht angenommen werden und neigt dann zum Selbstmitleid	C 8	
– hat Angst um andere	R 25	

21. Geht Ihr Kind nicht gerne zur Schule bzw. in den Kindergarten? Wenn ja, warum?

– Es hat Angst, sich zu blamieren und dadurch die Anerkennung durch andere zu verlieren, es ist der „Prügelknabe" der anderen Kinder	C 4	
– Es ist schüchtern, mag nicht vor anderen reden	L 19	
– Es findet die anderen zu blöd	B 3	
– Es gibt sich für seine schlechten Noten selbst die Schuld	P 24	
– Es fühlt sich vom Lehrer ungerecht behandelt	V 31	
– Es wird oft bestraft, weil es vorlaut oder frech ist	V 32	
– Es hat Angst vor größeren und stärkeren Kindern	M 20	
– Es hat Angst, Prügel von aggressiven Kindern zu beziehen	R 26	

22. Ist Ihr Kind unordentlich und nachlässig? Wenn ja, warum?

Unser Kind

– ist unordentlich, um dadurch die Aufmerksamkeit auf sich zu lenken	H 14	
– ist sehr unordentlich, fast chaotisch	C 7	
– fühlt sich nicht für das Aufräumen zuständig	W 34	
– ist nachlässig, weil es vor sich hinträumt	C 9	
– ist nachlässig aus Resignation	W 37	
– ist nachlässig, weil es zu nichts Lust hat, gelangweilt ist (gilt nur für Jugendliche)	W 36	
– ist nachlässig aus Erschöpfung	H 17	
– ist nachlässig, weil es traurig bzw. melancholisch ist, ohne daß eigentlich ein Anlaß dafür besteht	M 21	

23. Wie verhält sich Ihr Kind bei der Erfüllung seiner Pflichten und in seiner Freizeit?

Unser Kind

– fängt vieles an, ist ständig auf der Suche nach Neuem, weil ihm nichts richtig Spaß macht (gilt nur für Jugendliche)	W 36	
– schiebt Aufgaben und andere Pflichten vor sich her, beginnt in seiner Freizeit viele Dinge gleichzeitig, die es nicht zu Ende führt	C 7	
– ist sehr sprunghaft: Es fängt etwas an, läßt es liegen und beginnt etwas Neues, es ist unzuverlässig: verabredet sich und geht dann mit einem anderen Kind oder überlegt es sich ganz anders	S 28	
– ist von einer Sache total begeistert, kann nicht aufhören, bis es fertig ist	V 31	

– läßt sich bei der Arbeit leicht ablenken, kann nur bei absoluter Stille arbeiten	A 1	
– träumt vor sich hin, muß immer wieder zur Arbeit angehalten werden	C 9	
– findet keinen roten Faden, alles erscheint ihm unübersichtlich (gilt nur für Jugendliche)	W 36	
– arbeitet ungenau bis schlampig, weil es in Gedanken bereits bei anderen Dingen ist	C 7	
– will perfekt sein, alles ganz genau machen, räumt sein Zimmer immer auf und sortiert seine Spielsachen	C 10	
– arbeitet gewissenhaft, weil man perfekt sein, sich anstrengen sollte	R 27	
– arbeitet übergenau, um dadurch auf sich aufmerksam zu machen, berichtet sofort von allen Fortschritten und Erfolgen	H 14	
– zeigt große Freude bei seinen Lieblingsfächern bzw. Hobbys, stellt dabei aber hohe Ansprüche an sich selbst und zeigt bei anderen Fächern und Pflichten eher mäßige Leistungen	V 31	
– arbeitet übergenau, um die Anerkennung der anderen zu erhalten, oder sich „lieb Kind" zu machen	C 4	
– will in bestimmten, von ihm gewählten Dingen besser sein als andere, um anzugeben, lästige Pflichten werden gerne vernachlässigt	W 34	

24. Leben Sie getrennt und kann Ihr Kind die Trennung nur schwer überwinden?

Unser Kind

– ist immer noch völlig geschockt	S 29	
– ist noch äußerst verzweifelt	S 30	
– wurde krank und kränkelt weiter	C 8	
– hat resigniert	W 37	
– hat nach wie vor Probleme, sich mit der neuen Lebenssituation zurechtzufinden	W 33	
– spielt die Rolle des anderen Ehepartners	R 27	
– hat durch den trennungsbedingten Umzug Heimweh	H 16	

Tabelle für den Fragebogen für Eltern

Machen Sie in der nachfolgenden Tabelle für jede von Ihnen angekreuzte Kennziffer einen Strich, um eine Übersicht über die gefundenen Bach-Blüten und deren Häufigkeit zu erhalten.

Kennziffer	Häufigkeit	Bach-Blüte
A 1		Agrimony
A 2		Aspen
B 3		Beech
C 4		Centaury
C 5		Cerato
C 6		Cherry Plum
C 7		Chestnut Bud
C 8		Chicory
C 9		Clematis
C 10		Crab Apple
E 11		Elm
G 12		Gentian
G 13		Gorse
H 14		Heather
H 15		Holly
H 16		Honeysuckle
H 17		Hornbeam
I 18		Impatiens
L 19		Larch
M 20		Mimulus
M 21		Mustard
O 22		Oak
O 23		Olive
P 24		Pine
R 25		Red Chestnut
R 26		Rock Rose
R 27		Rock Water
S 28		Scleranthus
S 29		Star of Bethlehem
S 30		Sweet Chestnut
V 31		Vervain
V 32		Vine
W 33		Walnut
W 34		Water Violet
W 35		White Chestnut
W 36		Wild Oat
W 37		Wild Rose
W 38		Willow

Auswertung:

1. Vergleichen Sie Ihr Ergebnis mit dem Ihres Kindes vom Fragebogen für Kinder.

2. Lesen Sie noch einmal zusammen mit Ihren Kind die Blüten-Porträts der Blüten nach, die am häufigsten angekreuzt wurden und sprechen sie darüber.

3. Gehen Sie mit Ihrem Kind die Redewendungen durch und/oder schlagen Sie im Repertorium nach.

4. Dann stellen Sie mit Ihrem Kind die erste Vertropfung zusammen (beachten Sie hierbei die Hinweise unter „Auswahl und Zubereitung von Bach-Blüten-Essenzen" ab Seite 51).

2. Fragebogen für Kinder

Ein paar Worte vorab:

Hey Du,
vielleicht hast Du von Bekannten etwas über die Bach-Blüten gehört oder Deine Eltern haben Dir davon erzählt. Wie auch immer, ich finde es toll, daß Du bereit bist, Dich auf diese neue Erfahrung einzulassen und diesen Fragebogen auszufüllen.

Ich verspreche Dir, daß Deine Probleme bald deutlich geringer sein werden, wenn Du die Sache ernst nimmst und der Therapie Vertrauen entgegenbringst. Denn Du bist entscheidend, damit sie wirkt. Doch dazu muß Du ehrlich zu Dir selber sein. Es genügt nicht, wenn Du nur etwas loswerden willst, was Dir Probleme bereitet, sagen wir z.B. Deine Eifersucht, weil sie Dir immer wieder den Umgang mit Deinen Freunden schwer macht. Nur wenn Du tief in Dich hineinschaust und dann z.B. feststellst, daß Du die anderen um etwas beneidest und deswegen manchmal gehässig und gemein zu ihnen bist, wirst Du dich ändern können. Dann kannst Du zusammen mit Deinen Eltern die richtigen Bach-Blüten finden, die Dir helfen können.

Der Fragebogen enthält viele Aussagen, die Dir bestimmt nicht besonders gut gefallen, und es könnte sein, daß Du Dich gegen manche wehrst, weil sie Dir unangenehm sind. Das ist verständlich und geht uns Erwachsenen auch nicht anders. Wer gibt z. B. gerne zu, daß er eifersüchtig ist? Aber sollten wir nicht überlegen, was wir ändern können, wenn uns unsere Eifersucht immer wieder Probleme mit unseren Freunden bereitet?

Dr. Bach hat gesagt, daß *alle Menschen alle 38 Seelenzustände,* die durch die Bach-Blüten angesprochen werden, in sich tragen.

D. h. wir sind z. B. alle in unserem Inneren eifersüchtig, doch nicht bei jedem von uns zeigt sich die Eifersucht, was auch an unserer Umgebung liegt. So ist der eine vielleicht eifersüchtig, während der andere eher ungeduldig ist, und ein dritter eher ängstlich.

Also, versuche ehrlich zu Dir selbst zu sein. Vielleicht gehst Du den Fragebogen – weil Du Dich doch innerlich noch gewehrt hast – nach einer kleinen Pause ein zweites Mal durch.

Was ist schon Schlimmes dabei? Alles, was Du dem Fragebogen anvertraust, bleibt zwischen ihm und Dir oder Deinen Eltern, wenn sie ihn für Dich auswerten. Und Deine Eltern kennen dich sowieso, oder Du zeigst ihnen nun, daß sie Dich oft falsch eingeschätzt haben. Vielleicht kommt ihr ins Gespräch?

Viel Erfolg!

Gruppe 1: Ich in den letzten Tagen

		stimmt	stimmt nicht
– Ich habe vor einiger Zeit einen Fehler gemacht, und obwohl mein Freund – meine Freundin – (meine Eltern) mir längst verziehen haben, bin ich mir selber noch böse.	P 24		
– In den letzten Tagen versuche ich meine Schularbeiten und sonstigen Verpflichtungen möglichst schnell hinter mich zu bringen. Ich ärgere mich, wenn mich etwas aufhält.	I 18		
– Immer dieselben Gedanken beschäftigen mich. Ich habe das Gefühl, sie fahren Karussell in meinem Kopf.	W 35		
– Ich habe das Gefühl, ich bin kurz vorm Platzen. Wenn jetzt noch etwas passiert, kann es sein, daß ich ausflippe.	C 6		
– Manche von meinen Freunden/Freundinnen finde ich so toll, daß ich meistens tue, was sie sagen. Eigentlich sollte ich mich doch auch einmal durchsetzen.	C 4		

– Es ist wieder anders gelaufen, als ich wollte. Mir geht`s schlecht, und ich fühle mich im Moment ziemlich entmutigt. **G 12**		
– Wenn ich fröhlich bleibe, merken die anderen nicht, wie es mir eigentlich geht. **A 1**		
– Zur Zeit fühle ich mich nicht gut, weil es einer Person, die ich sehr gern mag, nicht gut geht. **R 25**		
– Ich weiß nicht warum, aber ich fühle mich in den letzten Tagen immer etwas müde und bin schnell k. o. **O 23**		
– Ich habe etwas Schlimmes erlebt und kann es nicht vergessen. Es geht mir nicht gut, ich merke, daß ich nicht wie sonst bin. **S 29**		
– Das, womit sich die anderen Kinder zur Zeit beschäftigen, finde ich ziemlich blöde. Darum bin ich im Moment gerne allein und beschäftige mich mit den Dingen, die mich interessieren. **W 34**		
– Meine Lehrer meinen, daß ich im Unterricht etwas still bin. Vielleicht haben sie recht: Ich traue mich manchmal nicht, mich zu melden. **L 19**		
– Ich sehe nicht ein, warum ich immer alles tun soll, was meine Eltern mir sagen. Sie wollen mir doch nur alles mögliche verbieten. **V 32**		
– Ich will unbedingt, daß meine Freunde meine neue Idee toll finden. **V 31**		
– Im Unterricht und bei meinen Schularbeiten bin ich mit meinen Gedanken ganz woanders. **C 9**		
– Im Moment bin ich etwas vergeßlich. Obwohl ich bestimmte Dinge mit in die Schule nehmen will, lasse sie zu Hause liegen. **C 7**		
– Ich habe Angst vor etwas: Weil ich mich schäme, sage ich niemandem etwas davon. **M 20**		
– Neulich habe ich etwas ganz Tolles erlebt. Ich muß immer wieder daran denken. Schade, daß es vorbei ist. **H 16**		
– Mann, sind die anderen in meiner Klasse manchmal blöd. **B 3**		
– Morgens bin ich zur Zeit immer müde, weil ich keine Lust auf die Schule habe. **H 17**		
– (ab 16 Jahren) Ich bin unsicher, weiß nicht, welche Entscheidung ich treffen soll. Das macht mich unzufrieden. **W 36**		
– Im Moment ist mir wirklich alles egal. Ich habe keine Lust auf Schule, Freunde und Hobbys. **W 37**		
– Ich streite und prügele mich öfter. **H 15**		
– Die anderen behandeln mich oft ungerecht. **W 38**		
– Vieles ist jetzt anders als früher. Ich muß mich erst noch daran gewöhnen (wie z. B. Schulwechsel, Umzug usw.). **W 33**		
– Ich frage lieber andere um Rat, bevor ich mich entscheide. **C 5**		
– Ich habe Angst, aber ich weiß nicht wovor. **A 2**		

	stimmt	stimmt nicht
– Obwohl ich meinen Freunden/Freundinnen oft helfe, wollen sie im Moment wenig mit mir zu tun haben. C 8		
– Ganz plötzlich habe ich das Gefühl, ich schaffe es nicht, obwohl bisher alles gut lief. E 11		
– Jetzt habe ich die Hoffnung völlig aufgegeben, es hat doch alles keinen Zweck mehr. G 13		
– Die anderen sagen, ich gebe zur Zeit fürchterlich an. Ich zeige nun mal gerne, was ich neu habe und was ich weiß und kann. H 14		
– Unordnung geht mir zur Zeit ziemlich auf die Nerven, und Flecken auf meinen Klamotten kann ich schon gar nicht ausstehen. C 10		
– Ich lache zur Zeit nicht viel, habe auch schlechte Laune und esse wenig. Warum das so ist, weiß ich auch nicht. M 21		
– Ich beiße die Zähne zusammen und halte durch, egal was kommt. O 22		
– Ich habe manchmal ganz plötzlich panische Angst. Dann bin ich wie versteinert oder schreie ziemlich hysterisch. R 26		
– Die anderen nennen mich mal wieder Streber(in). Na und, ich bin eben unzufrieden, wenn ich mir nicht ganz viel Mühe gegeben habe. R 27		
– Zur Zeit wechsel ich öfter meine Meinung. Die anderen sind manchmal ziemlich sauer. Sie meinen, man könne sich nicht auf mich verlassen. S 28		
– Ich will, daß alle mich in Ruhe lassen. S 30		

Gruppe 2:
Ich in den vergangenen Monaten
Für ältere Kinder

	stimmt	stimmt nicht
– Ich habe schon länger vor etwas ganz Bestimmtem Angst. M 20		
– Ich habe schon länger Angst, aber ich weiß nicht genau, wovor. Ich habe auch Alpträume. A 2		
– Ich habe mich von meinen Freunden/Freundinnen in den vergangenen Monaten öfter überzeugen lassen. C 5		
– Die anderen finden es komisch, daß ich mir so oft die Hände wasche. Aber ich mag nicht, wenn sie kleben oder dreckig sind. C 10		
– Wenn ich von zu Hause weg war, hatte ich immer ein bißchen Heimweh. H 16		
– Ich bin in den letzten Monaten öfter mal ein bißchen neidisch und eifersüchtig auf andere gewesen. Manchmal war ich auch ein bißchen schadenfroh. H 15		

	stimmt	stimmt nicht
– Ich mache in den letzten Monaten vieles allein, weil die anderen mir zu langsam sind. I 18		
– Eigentlich wollte ich öfter „nein" sagen, aber dann hatte ich doch Angst, meine Freunde/Freundinnen zu verlieren. C 4		
– Ich habe in den letzten Monaten meine Meinung oft durchgesetzt, aber ich hatte schließlich immer recht. V 32		
– Ich habe in letzter Zeit wenig Freunde/Freundinnen, aber es stört mich nicht, denn ich bin gerne allein. W 34		
– Mir geht es jetzt schon länger so: Immer wieder läßt mich ein bestimmter Gedanke nicht los. Ist er vorbei, kommt der nächste, mit dem ich mich im Kreis bewege. W 35		
– Ich habe immer wieder Angst, etwas falsch zu machen. Deshalb bin ich eben etwas gewissenhafter als die anderen. P 24		
– Wenn meine Freunde/Freundinnen Probleme haben, beschäftigt mich das immer sehr. R 25		
– In den letzten Monaten möchte ich ständig über mich und meine Probleme sprechen. H 14		
– Nichts macht mir mehr Spaß, ich finde schon länger alles langweilig und blöd. W 37		
– (ab 16 Jahren) Ich habe in den vergangenen Monaten viele Pläne für die Zukunft gehabt und trotzdem bin ich unzufrieden und weiß noch nicht, was ich wirklich machen soll. W 36		
– Ich stehe häufig ziemlich unter Druck, aber ich bemühe mich, nicht ständig loszuplatzen. C 6		
– In den letzten Monaten wollte ich, daß immer etwas los ist. A 1		
– Ich war sehr unzufrieden mit meinen Noten, weil ich besser hätte sein können. Deshalb strenge ich mich in den letzten Monaten ziemlich an. R 27		
– Seit Monaten bin ich leicht aus dem Häuschen und gerate auch immer mal wieder viel zu schnell in Panik. R 26		
– Die anderen meinen, ich hätte in letzter Zeit dauernd etwas zu meckern. Vielleicht haben sie recht, doch ich finde einfach vieles nicht gut an ihnen und sage es ihnen auch. B 3		
– In den letzten Monaten fühlte ich mich oft so, als stünde ich mit dem Rücken zur Wand. Ich war manchmal total verzweifelt. S 30		
– Seit einiger Zeit schon resigniere ich, wenn ich wieder etwas nicht gleich geschafft habe. Es gibt Dinge, die lerne ich wohl nie. G 12		
– In den vergangenen Monaten bin ich immer mehr zum Außenseiter geworden. Meine Klassenkameraden und meine Lehrer scheinen mich nicht zu mögen. G 13		

	stimmt	stimmt nicht
– Ich will in letzter Zeit nicht, daß mir jemand hilft. Ich will den anderen meine Schwächen nicht zeigen. O 22		
– In den vergangenen Monaten gab es immer wieder Zeiten, in denen ich sehr ernst oder irgendwie traurig war. M 21		
– Ich habe in letzter Zeit oft morgens schon das Gefühl, ich schaffe den Tag nicht, doch wenn ich erst mal in Gang bin, läuft es einigermaßen gut. H 17		
– Obwohl es in der Schule gut läuft, weiß ich manchmal bei schweren Aufgaben oder Arbeiten nicht mehr weiter. Obwohl ich geübt habe, verliere ich dann plötzlich den Mut. E 11		
– In den vergangenen Monaten habe ich mich meistens gedrückt, wenn ich die Verantwortung übernehmen sollte. Was die anderen ohne weiteres gemacht haben, traute ich mir nicht zu. L 19		
– Immer wieder habe ich in letzter Zeit Dinge gesucht und auch vergessen. In meinem Zimmer ist eine ziemliche Unordnung. C 7		
– Es stimmt schon, daß ich in letzter Zeit ziemlich nachtragend bin, aber schließlich werden die anderen oft bevorzugt, und das finde ich ungerecht. W 38		
– In den vergangenen Monaten habe ich meine Eltern und Freunde/ Freundinnen wohl ziemlich genervt. Ich sprudele eben manchmal vor Begeisterung über und möchte die anderen mitreißen. V 31		
– Ich wünschte, ich würde öfter machen, was *ich* will. Aber immer wieder lasse ich mich in letzter Zeit zu etwas anderem überreden. W 33		
– Ich weiß auch nicht warum, aber selbst zu Dingen, die mir sonst Spaß gemacht haben, kann ich mich in letzter Zeit kaum aufraffen. Immer wieder bin ich müde und erschöpft. O 23		
– Ich höre oft nicht richtig zu und vergesse immer wieder, was man mir gesagt hat. S 28		
– Ich kann mich in letzter Zeit sehr schlecht mit mir selbst beschäftigen und fühle mich oft im Stich gelassen. C 8		
– Ein schlimmes Erlebnis muß mich wohl noch immer beschäftigen, ich fühle mich immer noch unwohl, sobald ich daran denke. S 29		
– Ich träume in letzter Zeit gerne vor mich hin. Manchmal erwischen mich die Lehrer dabei, daß ich nicht zugehört habe. C 9		

Gruppe 3:
Ich, meine Eigenschaften und wie ich früher war

	stimmt	stimmt nicht
– Ich glaube, ich habe mir schon immer weniger zugetraut als andere. Schon früher bin ich leicht rot geworden und hatte Angst, mich zu blamieren. L 19		

127

	stimmt	stimmt nicht
– Ich habe mich schon oft vor Dingen geekelt und konnte Schmutz nie leiden. **C 10**		
– Als Kind haben mich meine Eltern immer Zappelphilipp genannt, weil ich schlecht stillsitzen konnte. Ich konnte mich nie lange mit einem Spiel beschäftigen. **I 18**		
– Ich habe früher gerne den Anführer gespielt. **V 32**		
– Früher habe ich oft schlecht einschlafen können, weil mir so viele Dinge durch den Kopf gingen. **W 35**		
– Manchmal habe ich gezittert und hatte schlimme Angst, ohne so recht zu wissen, wovor eigentlich. **A 2**		
– Als ich kleiner war, konnte ich manchmal sehr wütend und jähzornig werden. Ich habe mich oft gestritten und auch geprügelt. **H 15**		
– Im Kindergarten brauchte ich lange, um mich einzugewöhnen. Ich hatte auch später öfter Heimweh. **H 16**		
– Ich bin öfter schlafgewandelt. **C 9**		
– Ich hatte oft Angst vor konkreten Dingen (Dunkelheit, Hunde, Gewitter usw.). **M 20**		
– Ich war ein Mama- oder ein Papakind und habe ziemliches Theater gemacht, wenn ich allein bleiben sollte. **C 8**		
– Ich habe mich oft dazwischengedrängt, wenn Mama und Papa geschmust oder sich unterhalten haben. Manchmal habe ich mich wie ein Baby benommen, um Aufmerksamkeit zu bekommen. **H 14**		
– Ich habe früher sehr viel gelacht, und alle Leute sagten, sie hätten selten ein so fröhliches Kind gesehen. **A 1**		
– Ich hatte oft ein schlechtes Gewissen und habe mir für viele Dinge die Schuld gegeben. **P 24**		
– Früher wollte ich immer wissen, wohin meine Eltern gehen und wann sie wiederkommen. **R 25**		
– Was ich beim Essen nicht kannte, habe ich früher gar nicht erst probiert. **B 3**		
– Ich habe öfter gepetzt, und die anderen nannten mich einen Spielverderber. **W 38**		
– Meine Eltern sagen, ich war eigentlich immer brav und ein bißchen schüchtern. Ich habe oft mein Spielzeug anderen Kindern abgegeben. **C 4**		
– Ich habe meine Eltern viel gefragt und wußte nie, was ich spielen sollte. **C 5**		
– Die anderen sagen, ich war eigentlich immer schon eher ein Pessimist. **G 12**		

	stimmt	stimmt nicht
– Ich hatte oft Alpträume und habe ganz plötzlich die Stimmung gewechselt: plötzlich bin ich herumgehopst oder habe laut gekreischt, hatte Wutanfälle oder habe mich auf die Erde geworfen. C 6		
– Andere haben mich oft „zerstreuter Professor" genannt. Ich habe häufig etwas vergessen. C 7		
– Immer wieder waren meine Eltern (oder Geschwister) nicht gerade lieb zu mir. G 13		
– Ich habe mich früher manchmal mit einem Freund/einer Freundin verabredet und bin dann doch mit einem anderen/einer anderen spielen gegangen. S 28		
– Ich konnte früher gar nicht so schnell reden, wie ich wollte und habe mich oft verhaspelt, aber ich mußte ständig anderen irgend etwas erzählen. V 31		
– Ich habe früher gerne alleine gespielt. Manche Kinder waren mir zu blöd. W 34		
– Ich habe mich nie gewehrt, wenn man mir das Spielzeug weggenommen hat. W 37		

Tabelle für den Fragebogen für Kinder

In die nachfolgende Tabelle überträgst Du alle Kreuze, die Du bei „stimmt" in den einzelnen Gruppen gemacht hast.

Bach-Blüte	Gruppe 1	Gruppe 2	Gruppe 3	Gesamt
A 1 – Agrimony				
A 2 – Aspen				
B 3 – Beech				
C 4 – Centaury				
C 5 – Cerato				
C 6 – Cherry Plum				
C 7 – Chestnut Bud				
C 8 – Chicory				
C 9 – Clematis				
C 10 – Crab Apple				
E 11 – Elm				
G 12 – Gentian				
G 13 – Gorse				

Bach-Blüte	Gruppe 1	Gruppe 2	Gruppe 3	Gesamt
H 14 – Heather				
H 15 – Holly				
H 16 – Honeysuckle				
H 17 – Hornbeam				
I 18 – Impatiens				
L 19 – Larch				
M 20 – Mimulus				
M 21 – Mustard				
O 22 – Oak				
O 23 – Olive				
P 24 – Pine				
R 25 – Red Chestnut				
R 26 – Rock Rose				
R 27 – Rock Water				
S 28 – Scleranthus				
S 29 – Star of Bethlehem				
S 30 – Sweet Chestnut				
V 31 – Vervain				
V 32 – Vine				
W 33 – Walnut				
W 34 – Water Violet				
W 35 – White Chestnut				
W 36 – Wild Oat				
W 37 – Wild Rose				
W 38 – Willow				

Auswertung:

Die für Dich zunächst wichtigsten Bach-Blüten findest Du bei den Kreuzen, die Du in Gruppe 1 (Ich bin in den letzten Tagen) gemacht hast. Sie helfen Dir bei Deinen momentanen Schwierigkeiten.

Falls Du in Gruppe 2 und 3 einige Male die gleichen Bach-Blüten angekreuzt hast, bedeutet das, daß Du diese Schwierigkeiten schon länger hast, daß sie vielleicht etwas mit Deinen Eigenschaften zu tun haben.

Sollten die Kreuze aus Gruppe 2 und 3 Dir ganz andere Bach-Blüten angeben, so werden diese erst später für Dich eine Rolle spielen, denn zunächst solltest Du die Bach-Blüten der Gruppe 1 einnehmen.

Doch bevor Du das tust, solltest du Dein Ergebnis mit dem Ergebnis Deiner Eltern aus deren Fragebogen vergleichen. Es wäre gut, wenn ihr noch einmal über die angekreuzten Blüten sprechen und die jeweiligen Bach-Blüten-Porträts nachlesen bzw. im Repertorium nachschlagen würdet. Auch die Redewendungen könntest Du nochmal durchlesen, bevor Ihr Deine erste Vertropfung zusammenstellt (Zubereitung siehe Seite 54).

3. Typische und häufig angewandte Redewendungen

(ein weiterer Weg zur Überprüfung der Diagnose – zum Auffinden der richtigen Bach-Blüten-Essenzen)

1. Agrimony
– „Klar geht's mir gut."
– „Null Problemo."
– „Was ich fühle, geht dich nichts an."

2. Aspen
– „Das geht bestimmt schief."
– „Ich habe da so eine Ahnung."
– „Ich habe Angst, daß etwas Schlimmes passiert."
– „Ich habe solche Angst, aber ich weiß nicht wovor."

3. Beech
– „Die haben null Ahnung."
– „Mit so einem spiele ich doch nicht."
– „Die kannste sowieso vergessen."
– „Was wissen die schon."

4. Centaury

– „Ich werde immer ausgenutzt."
– „Ich kann einfach nicht nein sagen."
– „Dem muß ich doch helfen."

5. Cerato

– „Ich kann mich nicht entscheiden."
– „Ich will mich nicht blamieren."
– „Die anderen können es besser."

6. Cherry Plum

– „Ich platze gleich."
– „Gleich flippe ich aus."
– „Ich glaube, ich werde gleich verrückt."

7. Chestnud Bud

– „Ich lerne das ja sowieso nicht."
– „Komisch, ich falle immer wieder darauf rein."
– „Es geht ja doch immer schief."

8. Chicory

– „Na ja, ich opfere mich."
– „Ich mach es, aber nur, wenn ich dafür. . ."
– „Ich sage das ja nur, weil ich es gut mir dir meine."

9. Clematis

– „Das ist mir hier alles zu blöd."
– „Tatsächlich? – Was du nicht sagst!"
– „Wie? Was ? Ich war mit meinen Gedanken woanders."

10. Crab Apple

– „Ich komme mir schmutzig vor."
– „Iii dieses Küssen, echt widerlich!"
– „Schrecklich, diese Pickel, ich finde mich eklig."

11. Elm

– „Ich weiß nicht, wo ich anfangen soll."
– „Das wächst mir über den Kopf."
– „Ich fühle mich überrollt."

12. Gentian

– „Da bin ich skeptisch, da habe ich so meine Zweifel."
– „Das haut mich nun völlig um."
– „Ach morgen, da regnet es sicher."
– „Das klappt doch sowieso nicht, das lerne ich nie."

13. Gorse

– „Es hat doch alles keinen Zweck mehr."
– „Ich habe die Hoffnung total aufgegeben."
– „Ich habe alles versucht, ich habe keine Lust mehr."

14. Heather

– „Schaut mal, ich mache es mal vor, ich kann es."
– „Ich habe noch nie mein Sportzeug vergessen."
– „Ich habe aber eine ,2' geschrieben."

15. Holly

– „Haha, das freut mich, das hat er verdient."
– „Das war bestimmt wieder der . . ."
– „Warte nur, ich werde mich rächen."

16. Honeysuckle

– „Hätte ich doch bloß meine Chance genützt."
– „Als ich noch in die Grundschule ging, das war schön."
– „Früher habe ich immer . . ."

17. Hornbeam

– „Ich brauche erst mal 'ne Cola, bevor ich meine Hausauf-
    gaben anfange."
– „Ich fühle mich schlapp, immer wieder der gleiche Mist."
– „Ich krieg' nicht so richtig die Kurve."

18. Impatiens

– „Gib her, das macht mich ganz kribbelig, wenn ich dich so
    sehe."
– „Laß man, das mache ich lieber selber, bevor ich dir alles er-
    klären muß."
– „Mann, kannst du das nicht schneller."
– „Mann, wie lange dauert das denn noch."

19. Larch

– „Bei deiner Phantasie, da habe ich sowieso keine Chance."
– „Ich bin eben unsportlich, deshalb schaffe ich es nicht."
– „Mathe war noch nie mein Ding, ich weiß, daß ich es nicht
  schaffe."

20. Mimulus

– „Ich habe Angst vor Hunden." (Spinnen, Mäusen, im Dun-
  keln, vorm Telefonieren u. a.)
– „Hoffentlich komme ich nicht dran."
– „Bloß nicht ich."

21. Mustard (phasenweise)

– „Ich bin echt down, weiß eigentlich nicht warum."

22. Oak

– „Ich kann eigentlich nicht mehr, aber es muß doch gemacht
  werden."
– „Ich laß mir nicht helfen, ich beiße die Zähne zusammen und
  halte durch."

23. Olive

– „Ich bin völlig fertig, ich könnte so losheulen."
– „Bei mir ist der Ofen erst mal aus."
– „Ich will nichts mehr sehen und nichts mehr hören."

24. Pine

– „Ich bin schuld."
– „Ich werde mir das nie verzeihen."
– „Tut mir leid, ich bin heute nicht ganz fit."
– „Irgendwie fühle ich mich mitverantwortlich."
– „Das hätte ich noch besser machen müssen."

25. Red Chestnut

– „Wo gehst du hin? Wann kommst du wieder?"
– „Da habe ich Schwein gehabt, was hätte alles passieren kön-
  nen."
– „Ich mache mir echt Sorgen um . . ."

26. Rock Rose

– „Hilfe, ich gerate in Panik."
– „Ich habe fürchterliche Angst, mir bleibt das Herz stehen."

27. Rock Water

– „Ich will es aber besonders gut machen."
– „Ich kann das noch besser, ich mache es noch mal."
– „Ich will das erst richtig fertig machen, ich spiele nachher
    mit."

28. Scleranthus

– „Das eine hat Vorteile, das andere hat Vorteile, ich kann mich
    nicht entscheiden."
– „Gestern tat's da weh, heute tut's hier weh."
– „Mal ist mir zum Lachen, mal zum Weinen."

29. Star of Bethlehem

– „Laß mich in Ruhe, ich will deinen Trost nicht."
– „Das habe ich nicht verkraftet, ich bin immer noch traurig."
– „Ich fühle gar nichts mehr."

30. Sweet Chestnut

– „Laß mich in Ruhe, du kannst mir sowieso nicht helfen."
– „Ich weiß wirklich nicht, wie es weitergehen soll."
– „Ich halte das nicht aus, ich bin am Ende."

31. Vervain

– „Mensch, mach doch mit, das ist toll."
– „Ich werde dich schon noch überzeugen."
– „Für seine Ziele muß man auch mal Opfer bringen."
– „Das ist ungerecht, das bringt mich auf die Palme."

32. Vine

– „Ich habe recht, das weiß ich genau."
– „Ihr habt doch keine Ahnung, wir machen das jetzt so wie
    ich sage."
– „Ist mir doch egal, was du denkst, dann machst du eben
    nicht mit."

33. Walnut

– „Irgendwie kann ich mich noch nicht so recht daran gewöhnen."
– „Ich muß mich der neuen Situation anpassen."
– „Irgendwie fühle ich mich noch nicht alt (groß) genug."

34. Water Violet

– „Das ist meine Angelegenheit, das geht dich nichts an."
– „Ich komme ganz gut alleine zurecht, eigentlich bin ich ganz gerne alleine."
– „Das mache ich mit mir selber ab, ich will andere nicht mit meinen Problemen belasten."

35. White Chestnut

– „Ob sie mich noch liebhaben, ob ich es wohl schaffe, hätte ich nicht lieber etwas anderes sagen sollen?"
– „Meine Gedanken fahren Karussell, ich kann mich nicht konzentrieren."

36. Wild Oat (nur bei Jugendlichen)

– „Ich kann noch keine Entscheidung treffen, fühle mich noch unsicher."
– „Irgendwie war es das noch nicht, ich habe noch eine Menge Ideen."
– „Ich weiß noch nicht, was ich machen soll, eigentlich möchte ich etwas Besonderes machen, aber was?"

37. Wild Rose

– „Das liegt bei uns in der Familie, damit muß ich eben leben."
– „Für mich ist sowieso alles gelaufen, es hat keinen Zweck mehr."
– „Ich habe null Bock, mir ist alles egal."
– „Ich bin völlig leer, ich hab's aufgegeben."

38. Willow

– „Ich darf das nie, die anderen dürfen das immer."
– „Immer kriege ich die schwierigsten Aufgaben."
– „Ich kann nichts dafür, ich bin nicht schuld."
– „Immer auf die Kleinen, immer ich, alle sind gegen mich."
– „Immer bin ich das Opfer, das Leben ist ungerecht."

4. Bewährte Kombinationsmittel für Kinder

Agrimony – Chestnut Bud

Für Kinder, die Schwierigkeiten lieber aus dem Weg gehen, die unangenehme Dinge nicht zur Kenntnis nehmen wollen, auch wenn sie dann weiterhin als unreif und unerfahren gelten.

Für lernfaule Kinder, die sich aus Bequemlichkeit drücken.

Centaury – Cerato

Für Kinder, die sich alles vorschreiben lassen, weil sie noch keine eigene Meinung haben; die sich von anderen ausnutzen lassen, weil sie noch sehr unselbständig sind.

Für gutmütige Kinder, die noch keine eigene Persönlichkeit ausgebildet haben.

Centaury – Mimulus

Für Kinder, die sich auffallend gutmütig verhalten, weil sie voller Angst stecken; die sich geradezu unterwürfig ausnutzen lassen, weil sie weder mutig noch selbstbewußt sind.

Für ängstliche Kinder, die nicht gelernt haben, eigene Rechte geltend zu machen.

Cerato – Chestnut Bud

Für Kinder, die nie aus ihren Erfahrungen gelernt haben, weil sie unaufmerksam sind; die ständig andere um Rat fragen, weil sie unbeteiligt bleiben.

Für denkfaule Kinder, die immer wieder die gleichen Fehler machen.

Chestnut Bud – Clematis

Für Kinder, die unaufmerksam sind, weil sie sich Illusionen hingeben; die immer wieder die gleichen Fehler machen, weil sie ihren Träumen nachhängen.

Für verträumte Kinder, die Lernprobleme haben.

Chestnut Bud – Gentian

Für Kinder, die keine Fortschritte erzielen, weil sie unaufmerksam sind; die die Flinte ins Korn werfen, weil ihnen dauernd dieselben Fehler unterlaufen.

Für unaufmerksame Kinder, die immer wieder die Lust am Lernen verlieren.

Chicory – Honeysuckle
Für Kinder, die mit ihren Gedanken in der Vergangenheit leben, weil sie etwas „Liebes" verloren haben; die keine Freude an der Gegenwart finden, weil sie ihre Trauer nicht überwinden können.

Für stark trauernde Kinder, die nicht loslassen können.

Ein gutes Kombinationsmittel für Kinder, die die Trennung der Eltern nicht überwinden können.

Chicory – Mimulus
Für Kinder, die übermäßig klammern, weil sie voller Angst sind; die abhängig bleiben, weil sie fürchten, jemanden zu verlieren.

Für unsichere Kinder, die keine Zuversicht zeigen.

Gentian – Honeysuckle
Für Kinder, die sich interessenlos zeigen, weil sie mit ihren Gedanken der Vergangenheit nachhängen; die in der Gegenwart schnell aufgeben, weil sie eine Trennung nicht ertragen können.

Für heimwehkranke Kinder, die den momentanen Anforderungen nicht gewachsen sind.

Gentian – Larch
Für Kinder, die leicht die Flinte ins Korn werfen, weil sie willensschwach sind; die auf Mißerfolg programmiert bleiben, weil sie sich nichts zutrauen.

Für schüchterne Kinder, die unter jedem Konkurrenzkampf zu zerbrechen drohen.

Honeysuckle – Mimulus
Für Kinder, die leicht den Kopf in den Sand stecken, weil sie ängstlich sind; die wenig unternehmungslustig sind, weil sie sich in schöne Erinnerungen flüchten.

Für antriebslose Kinder, denen der Mut für neue Dinge fehlt.

Larch – Water Violet

Für Kinder, die den Kontakt mit ihren Klassenkameraden meiden, weil sie sich für weniger fähig halten; die lieber für sich bleiben, weil sie wenig selbstbewußt sind.

Für kontaktarme Kinder, die häufig arrogant wirken.

Bewährte Kombinationsmittel für Eltern:

Impatiens – Red Chestnut

Für Eltern, die aus Sorge um ihr Kind sehr nervös sind, denen die innere Unruhe jede Zuversicht nimmt.

Mimulus – Red Chestnut

Für Eltern, die ihr Kind aus Angst, es könne ihm etwas Schlimmes passieren, in allen Bereichen einengen.

5. Das Bach-Blüten-Essenzen-Repertorium
(für die Behandlung von Kindern)

Verhalten	Beschreibung des Verhaltens	Bach-Blüten
abhängig	Das Kind ist unselbständig, hat eine schwache Persönlichkeit	Centaury
	zeigt ein übertriebenes Bedürfnis nach Zuwendung	Chicory
	will gefallen, ist eitel	Heather
	möchte beschützt werden	Mimulus
	möchte, daß ihm vergeben wird	Pine
	läßt sich leicht beeinflussen	Walnut
ablehnend	gegenüber Fremdem und Unbekanntem	Beech
	weil andere zu langsam sind	Impatiens
	aus Schüchternheit und Ängstlichkeit	Mimulus
	durch schlechte Erfahrungen	Star of Bethlehem
	weil das Kind gern allein sein will	Water Violet
	weil es verbittert ist	Willow
abgelenkt	Das Kind ist sprunghaft, kann sich nicht entscheiden	Scleranthus
	ist unaufmerksam, wenig interessiert	Chestnut Bud
	läßt sich beeinflussen, vom eigenen Weg abbringen	Walnut
	findet einfach alles interessant	Wild Oat
abwesend	Das Kind hört nicht zu, träumt	Clematis
	ist traurig, weil etwas Schönes vorbei ist	Honeysuckle
	wird von seinen Gedanken festgehalten	White Chestnut
aggressiv	Das Kind streitet und prügelt sich, wirft mit Gegenständen	Holly

Verhalten	Beschreibung des Verhaltens	Bach-Blüten
aggressiv	ist übermäßig gereizt und reagiert gewalttätig	Impatiens
	ist verbittert und rächt sich	Willow + Holly
albern	Das Kind will Anerkennung	Agrimony
	will im Mittelpunkt stehen	Heather
	spielt in der Schule den Pausenclown	siehe Seite 44
Alpträume	aus nicht klar zu erkennender Angst	Aspen
	weil das Kind sich schuldig fühlt, Angst vor Strafe hat	Pine
	nach Überforderung, z.B. durch zuviel fernsehen	White Chestnut
	nach einem schlimmen Erlebnis	Aspen + Star of Bethlehem
	wenn es in eine panische Situation geraten ist	Mimulus + Rock Rose
	nach einem nicht verarbeiteten Schockerlebnis	Mimulus + Star of Bethlehem
altklug	Das Kind ist überkritisch,	Beech
	weiß alles besser	Vine
Anerkennung	Das Kind fühlt sich nichts wert, wenn es nicht ständig gelobt wird	Larch
	ist traurig, weil es übermäßige Aufmerksamkeit braucht	Heather
Angeberei	siehe Geltungsbedürfnis	
angepaßt	Das Kind hat noch keinen eigenen Willen ausgebildet	Centaury
	läßt sich zu stark beeinflussen	Willow
Angst	Grundblüte für alle Kombinationen:	Mimulus
	Das Kind hat Angst vor dem Alleinsein	Agrimony, Red Chestnut
	fürchtet sich vor Unbekanntem	Aspen
	hat Angst vor falschen Entscheidungen	Cerato
	fürchtet Ablehnung	Centaury
	fürchtet durchzudrehen	Cherry Plum
	hat Angst, etwas zu verlieren, an dem das Herz hängt	Chicory
	fürchtet sich anzustecken	Crab Apple
	hat Angst, weil eine Aufgabe zu schwer ist, fühlt sich überfordert	Hornbeam
	fürchtet zu versagen, ausgelacht zu werden	Larch
	hat Angst, Fehler zu machen, Angst vor Strafe	Pine
	hat Angst, daß Eltern oder Freunden etwas zustößt	Red Chestnut
	hat panische Angst mit Zittern und Schreien	Rock Rose
	hat Angst nach einem traumatischen Erlebnis	Star of Bethlehem
	vor zu nahem Kontakt	Water Violet
	hat Schulangst	siehe Seite 40
antriebslos	Das Kind hat zu wenig Selbstvertrauen	Larch
	ist erschöpft und müde	Hornbeam, Olive
	ist enttäuscht, hat resigniert	Wild Rose
apathisch	Das Kind ist depressiv	Mustard
antriebslos	heimwehkrank, trauert	Honeysuckle
	kapselt sich ab (eher Jugendliche)	Clematis

Verhalten	Beschreibung des Verhaltens	Bach-Blüten
ärgern	Das Kind nimmt anderen das Spielzeug weg, streitet, prügelt sich	Holly
	nörgelt, kritisiert	Beech
	grollt, ist verbittert, nachtragend	Willow
arrogant	Das Kind ist stolz	Water Violet
	schützt sich, hat zuwenig Selbstvertrauen	Water Violet + Larch
aufdringlich	Das Kind ist aufdringlich aus Fürsorge	Chicory
	aus Übereifer	Vervain
	ist tonangebend, besserwisserisch	Vine
	geschwätzig, fürchtet das Alleinsein	Heather + Mimulus
aufgeben	Das Kind hat Zweifel, traut sich nichts zu	Gentian + Larch
	plötzliche Zweifel bei besonders schwierigen Aufgaben	Elm
Aufmerksamkeit	starkes Verlangen nach Zuneigung	Heather
aufschieben von Aufgaben und Entscheidungen	um keinen Mißerfolg zu haben	Hornbeam
	aus geringem Selbstvertrauen	Larch
	aus Angst	Mimulus
	weil Meinungen wechseln, Stimmungen schwanken	Scleranthus
Ausdauer	*zu wenig Ausdauer:*	
	Das Kind ist immer in Bewegung, unter Spannung, ablenkbar	Agrimony
	zu hektisch und ungeduldig	Impatiens
	lustlos, kopflastig, haßt gleichen Trott	Hornbeam
	erschöpft nach Krankheit, Überforderung	Olive
	ablenkbar, leicht beeinflußbar	Scleranthus
	der Jugendliche hat kein klares Ziel, verzettelt sich	Wild Oat
	ist gelangweilt, teilnahmslos, abgeschlafft	Wild Rose
	gibt schnell auf, wenn etwas nicht klappt	Gentian + Larch
ausnutzen	Das Kind will andere beeinflussen und manipulieren	Vine
	Das Kind *wird ausgenutzt:* es läßt sich überreden, ist angepaßt, willensschwach	Centaury
beeinflussen	Das Kind macht sich unentbehrlich	Chicory
	will andere begeistern, mitreißen, ist berechnend	Vervain
	ist rücksichtslos, von sich überzeugt, ein Anführer	Vine
	ist beeinflußbar:	
	beeindruckbar, gibt leicht nach, meidet Streit	Agrimony
	kann nichts ablehnen, ist gutmütig	Centaury
	ist leichtgläubig, läßt sich überreden	Cerato
	ist unselbständig, willensschwach	Larch
	schwankt in eigenen Meinungen	Scleranthus
	ist unsicher, wankelmütig	Walnut
Begeisterung	Das Kind ist übertrieben begeistert, einseitig für eine Sache eingenommen	Vervain
beißen	Das Kind beißt aus Wut andere Kinder	Holly

Verhalten	Beschreibung des Verhaltens	Bach-Blüten
beklagen	Das Kind fühlt sich oft in Stich gelassen fühlt sich ungerecht oder schlecht behandelt	Chicory Willow
belehren	Das Kind meint alles besser zu wissen läßt keine andere Meinung gelten	Vervain Vine
beleidigt	Das Kind meint zu wenig zu bekommen fühlt sich leicht „auf den Schlips getreten" zieht sich nach einer Beleidigung völlig zurück reagiert verbittert auf Beleidigung, ist unversöhnlich	Chicory + (Heather) Heather Water Violet Willow
benachteiligt	Das Kind fühlt sich zurückgesetzt, ist eifersüchtig ist schnell enttäuscht, fühlt sich ungerecht behandelt	Chicory Willow
berechnend	Das Kind schmeichelt, erpreßt ist z. B. krank, um Mitleid zu bekommen will seinen eigenen Willen durchsetzen, manipuliert versucht andere Kinder zu unterdrücken, auszunutzen	Chicory Heather Vervain Vine
Beschäftigung	Das Kind ist immer in Bewegung, sucht „action" empfindet innere Unruhe, wechselt häufig das Spiel spielt am liebsten alleine ist gesellig, kann sich schlecht alleine beschäftigen braucht Zuwendung, mag nicht alleine spielen braucht seine Bühne, mag nicht alleine spielen	Agrimony Impatiens Water Violet Agrimony Chicory Heather
bescheiden	Das Kind verzichtet aus Willensschwäche verzichtet, ist wenig selbstbewußt verzichtet, weiß nicht, was es wählen soll **nicht bescheiden:** Das Kind ist selten mit dem zufrieden, was es bekommt	Centaury Larch Scleranthus Chicory
beschönigen	Das Kind tut so, als hätte es nie Probleme	Agrimony + Beech
besitzergreifend	Das Kind vereinnahmt alles um sich herum	Chicory
besserwisserisch	Das Kind korrigiert gern andere, will belehren will recht behalten, den Ton angeben	Vervain Vine
bevormunden	Das Kind gängelt gern Geschwister, andere Kinder will andere mitreißen, mischt sich ein will den Ton angeben, mischt sich ein	Chicory Vervain Vine
Bewegung	Das Kind wirkt hastig und ungeduldig unruhig, aktiv aus unterdrückten Emotionen es ist ein „Zappelphilipp" **es bewegt sich ungern:** ist ruhig, verträumt ist antriebslos, interesselos (ältere Kinder)	Impatiens Cherry Plum + Impatiens Cherry Plum + Impatiens + Scleranthus Clematis Mustard
bockig	Das Kind ist starrköpfig, widerspenstig	Vine
boshaft	Das Kind ist schadenfroh, gehässig evtl. auch höhnisch, verbittert	Holly (+) Willow

Verhalten	Beschreibung des Verhaltens	Bach-Blüten
depressiv	Das Kind hängt traurig und antrieblos herum (ältere Kinder und Jugendliche)	Mustard
durchsetzen	Das Kind kann sich nicht durchsetzen, hat einen schwachen Willen kann sich nicht durchsetzen, hat kein Selbstvertrauen	Centaury Larch
durchhalten	siehe unter Ausdauer S. 141	
egoistisch	Das Kind hat das Gefühl, nicht genug zu bekommen, benutzt andere als Publikum	Chicory Heather
egozentrisch	Das Kind ist sehr stark an sich selbst interessiert (ältere Kinder) sehr auf eigene Ideen fixiert sehr von sich überzeugt, selbstgerecht zu selbstgenügsam	Rock Water Vervain Vine Water Violet
Ehrgeiz	**zu viel:** Das Kind ist sehr streng mit sich, genau, pflicht-bewußt (ältere Kinder) **zu wenig:** Das Kind ist wenig interessiert, mit seiner eigenen Welt beschäftigt lustlos, antriebslos, hat resigniert	Rock Water Clematis Wild Rose
eifersüchtig	Das Kind fühlt sich benachteiligt, erpreßt Zuwendung ist neidisch, reagiert zornig und aggressiv (Erstgeborenes)	Chicory Holly
eigensinnig	Das Kind will keine Schwäche zeigen, ist zu gewissenhaft (ältere Kinder) ist intollerant, rechthaberisch	Oak Vine
einschlafen	**schlechtes Einschlafen:** Basismittel für alle Kombinationen: aus Angst vor Dunkelheit aus Angst vor Monstern möchte Gesellschaft wird wütend, wenn es müde ist hat Angst vor einer Arbeit in der Schule beim Säugling	White Chestnut Aspen Aspen + Mimulus Chicory, Heather Impatiens Larch + Mimulus siehe Seite 34
Einzelgänger	Das Kind ist gern für sich, spielt gern allein ist ungeduldig, macht das meiste lieber allein der Jugendliche distanziert sich, will sich vervollkommnen nach einer Enttäuschung aus Verbitterung	Water Violet Impatiens Rock Water Willow
eitel	Das Kind möchte bewundert werden, anerkannt sein	Heather
Ekel	Das Kind ist überempfindlich gegen Schmutz, Spinnen u.a.	Crab Apple
entmutigt	Das Kind wirft die Flinte ins Korn, hat kein Selbstvertrauen, gibt auf aus Erschöpfung resigniert plötzlich vor schweren Aufgaben (ältere Kinder)	Gentian + Larch Gentian + Olive Elm

Verhalten	Beschreibung des Verhaltens	Bach-Blüten
entscheiden	Das Kind **kann sich schlecht entscheiden:**	
	es traut dem eigenen Gefühl nicht, will sich absichern	Cerato
	es ist pessimistisch	Gentian
	wagt keine Entschlüsse, hat kein Vertrauen zu sich selbst	Larch
	wirkt schon hilflos, wenn sich zwei Möglichkeiten	
	anbieten	Scleranthus
	sieht keine klare Perspektive (Jugendliche)	Wild Oat
entschuldigen	Sich zu entschuldigen fällt dem Kind schwer	Vine, Water Violet, Willow
enttäuscht	Das Kind ist enttäuscht, wenn Erwartungen nicht	
	erfüllt werden	Chicory
	durch Mißerfolge	Gentian
	es reagiert mit Verbitterung	Willow
erpressen	Das Kind **läßt sich erpressen:**	
	es läßt sich ausnutzen, ist unterwürfig	Centaury
	übt gefühlsmäßige Erpressung auf andere aus	Chicory
erschöpft	momentan, vorübergehend (ältere Kinder)	Elm
	zu kraftlos für die täglichen Arbeiten	Hornbeam
	weil es zu schnell und zu kraftvoll gearbeitet hat	Impatiens
	es wirkt erschöpft, kann nicht mehr	Olive
Extrem	Das Kind fällt von einem Extrem ins andere	Scleranthus
fanatisch	in bezug auf Sauberkeit	Crab Apple
	in bezug auf genaues, perfektes Arbeiten	Rock Water
	in bezug auf Prinzipien und Ideale (ältere Kinder)	Vervain
	fixiert auf eigene Gedanken und Ideen (ältere Kinder)	White Chestnut
Fehler	Das Kind wiederholt die gleichen Fehler, ohne	
	daraus zu lernen	Chestnut Bud
	leidet unter seinen Fehlern, gibt sich die Schuld	Pine
	macht häufig Flüchtigkeitsfehler	Chestnut Bud + Impatiens
	macht keine Fehler	Vine
feige	aus unklaren Ängsten	Aspen
	aus benennbaren Ängsten	Mimulus
	Das Kind wirkt feige, weil es sich ausnutzen läßt	Centaury
	weicht aus, fühlt sich überfordert (ältere Kinder)	Hornbeam
	drückt sich aus Mangel an Selbstvertrauen	Larch
	weil es schlechte, schlimme Erfahrung gemacht hat	Star of Bethlehem
flatterhaft	Das Kind wechselt oft seine Gedanken und Meinungen	Scleranthus
fixiert	auf die Zukunft mit Träumen und Wünschen	Clematis
	auf etwas Schönes in der Vergangenheit	Honeysuckle
	auf bestimmte Gedanken	White Chestnut
	auf Sauberkeit und Reinheit	Crab Apple
	auf eigene Zweifel	Gentian
	auf Selbstvorwürfe und eigene Schuld	Pine
Flucht	aus Ahnungen und Ängsten heraus	Aspen

Verhalten	Beschreibung des Verhaltens	Bach-Blüten
Flucht	vor sich selbst	Agrimony, Chestnut Bud
	vor der Realität in Träumereien	Clematis, Honeysuckle
Fragen	Das Kind fragt „Löcher in den Bauch"	Cerato
Freunde	**Das Kind *findet schwer Freunde:***	
	weil es zuviel kritisiert	Beech
	weil es scheu, empfindlich gegen Kritik ist	Larch
	weil es schüchtern und zurückhaltend ist	Mimulus
	weil es flatterhaft ist	Scleranthus
	weil es gehemmt und verschlossen ist	Water Violet
	weil es alles besser weiß	Vervain
	weil es immer bestimmen will	Vine
frustriert	Das Kind ist wütend und enttäuscht, wenn etwas zu langsam geht	Impatiens
	oft mißmutig und nörglerisch	Holly
Gedächtnis	**Das Kind *hat ein schlechtes Gedächtnis:***	
	Das Kind ist unaufmerksam, wiederholt die gleichen Fehler	Chestnut Bud
	träumt vor sich hin	Clematis
gehässig	Das Kind ist leicht gekränkt und extrem reizbar	Holly
gehemmt	Das Kind hat Angst, sich zu blamieren	Larch
	ist mißtrauisch und übervorsichtig	Mimulus
	ist verschlossen, wenig kontaktfreudig	Water Violet
gehorchen	Das Kind gehorcht nicht	Vine
	hält sich nicht an Abmachungen und Versprechen	Scleranthus
geltungsbedürftig	Das Kind möchte im Mittelpunkt stehen	Heather
	möchte alles bestimmen, Anführer sein	Vine
Genauigkeit	Das Kind ist überkritisch und korrekt	Beech
	ist ordnungsliebend und übertrieben sauber	Crab Apple
geschwätzig	Das Kind ist gesellig, ein Stimmungsmacher	Agrimony
	redet dauernd, wirkt aufdringlich	Heather
	erzählt allen seine Probleme	Cerato
	um sich Luft zu machen, nicht durchzudrehen	Cherry Plum
gewalttätig	Das Kind reagiert heftig, unkontrolliert	Impatiens
	reagiert hart, kompromißlos	Vine
	reagiert aus Wut und Haß unkontrolliert	Holly
gewissenhaft	**Das Kind *ist zu gewissenhaft:***	
	will nichts falsch machen, ist übergenau	Pine
	will alles perfekt machen	Water Violet
	ist verbissen, übertrieben ehrgeizig (ältere Kinder)	Oak
	ist wenig gewissenhaft:	
	ist oberflächlich und ungeduldig	Chestnut Bud
	ist ablenkbar, hat keine Ausdauer	Scleranthus
gleichgültig	Das Kind wirkt gleichgültig, weil unaufmerksam	Chestnut Bud

Verhalten	Beschreibung des Verhaltens	Bach-Blüten
gleichgültig	hat wenig Interesse an der Gegenwart ist schlapp, gelangweilt, energielos	Clematis Wild Rose
grausam	Das Kind reagiert wütend auf jeden Widerspruch oder Fehler	 Holly + Vine
gutmütig	Das Kind kann nicht nein sagen, wird ausgenutzt	Centaury
Heimweh	Das Kind kann dem Alltag keine Lebensfreude abgewinnen	Honeysuckle
hektisch	Nichts geht dem Kind schnell genug	Impatiens
herrschsüchtig	Das Kind will andere an sich binden will immer seinen Willen durchsetzen	Chicory Vine
hilfsbereit	Das Kind hilft gerne, kann nichts abschlagen drängt seine Hilfe auf es ist der Helfer in der Not, der nie aufgibt, sich überfordert (ältere Kinder)	Centaury Chicory Oak
hochmütig	Das Kind möchte geistig überlegen sein, ist Musterschüler hält sich für etwas Besseres	Rock Water Water Violet
höflich	um Vertrauen zu gewinnen um nicht aufzufallen	Centaury Larch
hysterisch	Das Kind will Aufmerksamkeit fürchtet, die Kontrolle zu verlieren	Chicory Cherry Plum
idealistisch	Das Kind sieht alles durch die „rosarote Brille" zwingt sich, stets perfekt zu sein (ältere Kinder) verlangt viel von sich und anderen (Jugendliche) will andere mitreißen, wirkt fanatisch	Beech Rock Water Oak Vervain
impulsiv	Das Kind ist ungeduldig, kann alles schneller und besser ist schnell begeistert, hält nicht durch (Jugendliche) ist überschwenglich, enthusiastisch	Impatiens Wild Oat Vervain
inkonsequent	Das Kind folgt jedem Ratschlag gibt zu schnell auf ist wechselhaft, unbeständig beginnt immer wieder etwas anderes (Jugendliche)	Cerato Gentian Scleranthus Wild Oat
interesselos	zeigt sich kaum wißbegierig hat kein Interesse an der Realität hat phasenweise Kummer (ältere Kinder) ist phasenweise zu müde und erschöpft hat an nichts Spaß, läßt sich gehen	Chestnut Bud Clematis Mustard Olive Wild Rose
intolerant	Das Kind kritisiert, wertet und verurteilt kann nicht verstehen, daß andere die Dinge locker sehen drängt anderen seine Ideen auf hält nur die eigene Meinung für richtig	Beech Rock Water Vervain Vine
kindlich	Das Kind wirkt kleinkindhaft durch ständiges Fragen benimmt sich zeitweise babyhaft zeigt sich grundsätzlich ängstlich	Cerato Heather Pine

Verhalten	Beschreibung des Verhaltens	Bach-Blüten
klammern	Das Kind hängt ständig am Rockzipfel	Chicory
konfliktscheu	Das Kind meidet Auseinandersetzung und Streit	Agrimony, Centaury
Kontaktpro-bleme	Das Kind will sich nicht öffnen fühlt sich minderwertig ist griesgrämig und schwermütig hat schlechte Erfahrungen gemacht gibt sich unnahbar ist enttäuscht, verhärmt, grollt	Agrimony Larch Mustard Star of Bethlehem Water Violet Willow
Konzentration	siehe unter unkonzentriert	
Kritik	Das Kind kritisiert gerne andere, nicht sich selbst versteckt seine Kritik hinter Ratschlägen steht vielem kritisch gegenüber, erhebt Vorwürfe verträgt keine Kritik übt ständig Selbstkritik, sucht die Schuld nur bei sich	Beech Chicory Willow Larch Pine
Kummer	Das Kind ist traurig und bekümmert läßt sich nicht trösten zeigt niemals seinen Kummer	Mustard Star of Bethlehem Agrimony
labil	Das Kind verfolgt die verschiedensten Ratschläge gibt bei Schwierigkeiten leicht auf kann zu nichts stehen ist ständig unentschieden ist durch ein Ereignis tief erschüttert worden ist zu stark beeinflußbar ändert ständig seine Pläne (Jugendliche)	Cerato Gentian Larch Scleranthus Star of Bethlehem Walnut Wild Oat
Lampenfieber	Das Kind ist nervös hat Zweifel hat kein Selbstvertrauen hat Angst will sich nicht blamieren fühlt sich unzulänglich siehe auch unter Prüfungsangst	Impatiens Gentian (+) Larch (+) Mimulus (+) Heather (+) Hornbeam Seite 41
langsam	Das Kind *erledigt seine Aufgaben langsam, weil:* es sich leicht ablenken läßt es sehr ordentlich und genau ist es unausgeschlafen und lustlos ist es melancholisch ist (phasenweise) es müde und erschöpft ist (phasenweise) es perfekt arbeiten will es resigniert hat	 Agrimony, Scleranthus Crab Apple Hornbeam Mustard Olive Rock Water Wild Rose
Launen	Das Kind hat oft schlechte Laune, ist trotzig, verletzt, beleidigt unbegründete schlechte Laune, die kommt und geht wechselhafte Stimmungen ist schnell beleidigt (starkes Liebesbedürfnis) ist schnell beleidigt (Eitelkeit)	 Holly Mustard Scleranthus Willow + Chicory Willow + Heather

Verhalten	Beschreibung des Verhaltens	Bach-Blüten
leichtgläubig	Das Kind ist unsicher, unselbständig	Cerato
leichtsinnig	Das Kind ist unaufmerksam, oberflächlich, naiv	Chestnut Bud
Lernschwäche	Das Kind drückt sich gern	Agrimony + Chestnut Bud
	flieht in seine Phantasien und Träume	Chestnut Bud + Clematis
	flieht in die Vergangenheit	Chestnut Bud + Honeysuckle
	ist abgelenkt durch Alternativen	Chestnut Bud + Scleranthus
	hat zu nichts Lust, wirkt resigniert	Chestnut Bud + Wild Rose
	siehe auch unter Lernschwierigkeiten Seite 42	
liebebedürftig	Das Kind fühlt sich leicht zurückgesetzt, ist eifersüchtig	Chicory
	kann Einsamkeit schlecht ertragen	Heather
Liebeskummer	Das Kind/der Jugendliche leidet im Verborgenen	Agrimony
	reagiert hysterisch	Cherry Plum
	reagiert mit Selbstmitleid	Chicory
	reagiert deprimiert und mutlos	Gentian
	reagiert schwer enttäuscht und hoffnungslos	Gorse
	reagiert mit zermürbenden Selbstgesprächen	White Chestnut
	reagiert depressiv	Chicory + Mustard
lügen	Das Kind will Konflikten ausweichen	Agrimony
	will sich interessant machen	Heather
	fühlt sich schuldig, hat Angst vor Strafe	Mimulus + Pine
melancholisch	Das Kind ist realitätsfern, verträumt	Clematis
	hält sich bei vergangenen, schönen Dingen auf	Honeysuckle
	ist phasenweise traurig und bekümmert	Mustard
Minderwertig-keitsgefühle	Das Kind hat Angst zu versagen, kein Selbstvertrauen	Larch
	glaubt nicht gut genug für etwas zu sein	Pine
Mißtrauen	allgemein gegenüber dem Leben	Aspen
	gegenüber den eigenen Intuitionen und Gefühlen	Cerato
	aus einer negativen Einstellung heraus	Holly
	aus mangelndem Selbstvertrauen heraus	Larch
	aus Angst	Mimulus
	aufgrund schlechter Erfahrungen	Star of Bethlehem
Mitleid	Das Kind hat kein Mitleid	Vine
	hat Selbstmitleid	Chicory
	hat übertriebenes Mitleid	Red Chestnut
Moral	übertriebener Wunsch nach seelischer Reinheit	Crab Apple
	moralisch aus Angst vor Strafe	Pine
	gegen sich selbst zu streng, diszipliniert	Rock Water
Morgenmuffel	Das Kind fühlt sich überfordert	Hornbeam
	hat trübe Stimmung	Mustard

Verhalten	Beschreibung des Verhaltens	Bach-Blüten
Motivation	Dem Kind *fehlt die Motivation:*	
	weil es nicht interessiert ist, Träumen nachhängt	Clematis
	weil es sich an Vergangenes klammert	Honeysuckle
	es der Meinung ist, daß etwas sowieso nicht klappt	Gentian
	weil es melancholisch ist (phasenweise)	Mustard
	weil es erschöpft und müde ist	Olive
	weil es sich selbst nichts zutraut	Larch
	weil es teilnahmslos ist, resigniert hat	Wild Oat
müde	weil das Kind am immer gleichen Trott leidet	Hornbeam
	weil es überarbeitet ist	Olive
	weil es körperlich und geistig erschöpft ist	Pine
	das Kind ist unausgeschlafen, hat nachts Probleme gewälzt	White Chestnut
	es hat die Lebensfreude verloren	Wild Rose
muffelig	Das Kind findet alles doof, mies, saublöd	Willow
Mut	Das Kind hat *viel Mut:*	
	will keine Schwäche zeigen	Oak
	nimmt Risiken in Kauf für eine wichtige Sache	Vervain
	ist mutlos:	
	vorübergehend mutlos	Elm
	traut sich nichts zu	Larch
nachgiebig	Das Kind will Streit vermeiden	Agrimony
	kann sich nicht durchsetzen	Centaury
	fühlt sich unsicher	Cerato
	hat kein Selbstvertrauen	Larch
	hat Angst vor anderen Kindern	Mimulus + Larch
nachtragend	Das Kind kann sich mit Unrecht, Enttäuschung nicht abfinden	Chicory + Willow
neidisch	Das Kind ist schnell neidisch auf andere	Holly
	ist verbittert, wenn es anderen besser geht	Willow
nervös	Das Kind fühlt sich gestört, zeigt nervöse Gesten	Agrimony
	seine Nerven sind bis zum Zerreißen gespannt	Cherry Plum
	vorübergehend aus großem Streß	Elm
	aus Eile und Ungeduld	Impatiens
	aus mangelndem Selbstvertrauen	Larch
	aus Angst	Mimulus
	aus Sorge um andere	Red Chestnut
	nach einem tiefgreifenden Erlebnis	Star of Bethlehem
	durch zu viele Menschen um es herum	Water Violet
	„hibbelig", weil so viel im Kopf herumgeht	White Chestnut
niedergeschlagen	viele gute Ideen, aber keine festen Ziele (Jugendliche)	Wild Oat
	weil etwas anders als erwartet läuft	Gorse
nörgeln	Das Kind mäkelt an allem herum	Beech
oberflächlich	Das Kind will sich nicht mit Problemen auseinandersetzten	Agrimony
	sucht oberflächliche Beziehungen	Heather

Verhalten	Beschreibung des Verhaltens	Bach-Blüten
oberflächlich	hat keine Zeit, sich tiefer oder gründlicher mit etwas zu beschäftigen	Impatiens
	liebt die Distanz zu den Mitmenschen	Water Violet
Ordnung	Das Kind ist *ordnungsliebend:*	
	pedantisch, kleinlich	Beech
	aus einem Sauberkeitszwang heraus	Crab Apple
	aus großer Selbstdisziplin heraus	Rock Water
	unordentlich:	
	verbreitet Chaos	Chestnut Bud
	ist schusselig, selten bei der Sache	Clematis
pedantisch	kleinlich in bezug auf eigene Überlegungen	Vine
perfektionistisch	macht alles genau, penibel	Crab Apple
	aus Prinzip, zwanghaft (ältere Kinder)	Oak
	übertrieben gewissenhaft, eher 150prozentig	Pine
	übertrieben korrekt, will besser sein, als es ist	Rock Water
	übereifrig, „Arbeitstier"	Vervain
pessimistisch	vorübergehend durch Überforderung	Elm
	Das Kind ist der geborene Pessimist, gibt immer gleich auf	Gentian
	hat die Hoffnung aufgegeben	Gorse
	sieht schon morgens schwarz	Hornbeam
	aus Mangel an Selbstvertrauen	Larch
	durch Angst	Mimulus
	durch Erschöpfung	Olive
	durch Verbitterung	Willow
	wenn die Gedanken um ein Unglück kreisen	White Chestnut
petzen	Das Kind macht Vorwürfe, gönnt niemandem etwas	Willow
phantasielos	Das Kind weiß nicht, wie es sich beschäftigen soll	Heather
Prüfungsangst	siehe unter Bach-Blüten für das Schulkind Seite 41	
Pubertät	Basismittel zur Umstellung	Walnut (+)
	bei gekünstelter Scham	Agrimony
	bei geringem Selbstwertgefühl	Larch
	bei sexuellen Schuldgefühlen	Pine
	bei Kontaktproblemen	Water Violet
quengelig	Das Kind ist ungeduldig, gereizt	Impatiens
	will im Mittelpunkt stehen	Heather
rachsüchtig	weil eifersüchtig, neidisch und haßerfüllt	Holly + Willow
rastlos	hektisch, nervös, innerlich aufgelöst	Agrimony + Cherry Plum + Scleranthus + White Chestnut
rechthaberisch	Das Kind weiß alles besser	Vine
reizbar	schreit sofort, wird wütend wenn etwas zu langsam geht	Holly (+) Impatiens
resigniert	Das Kind läßt sich noch überreden	Gorse

Verhalten	Beschreibung des Verhaltens	Bach-Blüten
resigniert	steht kurz vorm Aufgeben, erschöpft hat ganz aufgegeben	Sweet Chestnut Gorse + Wild Rose
rotwerden	Das Kind ist nicht selbstbewußt, ängstlich	Larch, Mimulus
rücksichtslos	Das Kind ist rechthaberisch, unnachgiebig	Vine
schadenfoh	Das Kind ist gehässig, boshaft	Holly
Schlafstörungen	Das Kind spricht im Schlaf, schlafwandelt hat Ein-und Durchschlafschwierigkeiten, bedingt durch Probleme siehe unter „einschlafen" siehe unter „Alpträume"	Aspen Agrimony, White Chestnut Seite 143 Seite 140
schlagen	Das Kind schlägt andere Kinder aus Wut schlägt, um seinen Willen durchzusetzen	Holly Vine
schreckhaft	aus einer grundlegenden Ängstlichkeit heraus Das Kind ist realitätsfern, traumverloren	Aspen Clematis
schüchtern	Das Kind wirkt schüchtern, weil nachgiebig und leicht zu überreden traut sich nichts zu ist gehemmt, ängstlich ist zurückhaltend, Einzelgänger	 Centaury Larch Mimulus Water Violet
Schuld	Das Kind schiebt gerne die Schuld auf andere erzeugt Schuld bei Kindern ohne Selbstvertrauen sucht stets die Schuld bei sich selbst	Willow Vine Pine
schusselig	Das Kind ist abgelenkt träumt vor sich hin ist ungeduldig, immer zu schnell seine Gedanken kreisen	Agrimony, Scleranthus Clematis Impatiens White Chestnut
Schulstreß	siehe unter Schulangst Seite 40	
Selbst- bewußtsein	*zuwenig:* Das Kind ist hilflos gegenüber Autoritätspersonen schätzt die Meinung anderer höher ein als die eigene fühlt sich wertlos *zuviel:* Das Kind ist von sich überzeugt, missionarisch will immer den Chef spielen ist stolz und eingebildet	 Centaury Cerato Pine Vervain Vine Water Violet
Selbstkritik	*keine:* Das Kind beurteilt und verurteilt lieber andere *zuviel:* Das Kind hinterfragt sich bei allem	 Beech Larch
Selbstmitleid	wenn Erwartungen nicht erfüllt werden Das Kind fühlt sich ständig benachteiligt	Chicory Willow

Verhalten	Beschreibung des Verhaltens	Bach-Blüten
Selbstvertrauen	**zuwenig:**	
	Das Kind läßt sich ausnutzen	Centaury
	unterwirft sich	Larch
	aus Ängstlichkeit	Mimulus
	durch körperliche Veränderungen während der Pubertät	Walnut
	das Selbstvertrauen geht plötzlich verloren	Elm + Larch
	starkes:	
	das Kind gibt nie auf, bemüht sich über die eigenen Kräfte hinaus	Oak
	wirkt auf andere eingebildet, hat keine Freunde	Water Violet
	will sich immer durchsetzen, hat keine Freunde	Vine
sensibel	Das Kind reagiert übermäßig empfindsam, ängstlich	Aspen, Mimulus
	zieht sich in seine Traumwelt zurück	Clematis
skeptisch	Das Kind hinterfragt alles	Gentian
spielen	Das Kind mag nicht gerne alleine spielen, sucht Anerkennung	Agrimony
	kann sich nicht alleine beschäftigen	Chicory
	will im Mittelpunkt stehen, kann Einsamkeit nicht ertragen	Heather
	nimmt anderen Kindern das Spielzeug weg	Holly + Vine
Spontaneität	Das Kind ist wenig spontan, unsicher, fragt um Rat	Cerato
	wenig spontan, ist sich selbst strenger Meister	Rock Water
sprechen	Das Kind spricht zu schnell, verhaspelt sich	Impatiens + Vervain
	siehe auch unter „Stottern"	Seite 51
stolz	Das Kind fühlt sich überlegen	Water Violet
	ist stolz, wenn es etwas schwer erarbeitet hat	Rock Water
streitsüchtig	Das Kind reagiert aggressiv auf Fehler anderer	Beech (+)
	ärgert andere gerne, ist neidisch und eifersüchtig	Holly
	bei Streit zwischen Geschwistern:	
	kombiniert mit: (für das ältere Kind)	
	für mehr Geduld und gegen den Frust	Impatiens + Star of Bethlehem
	(für das jüngere Kind) zum Lernen, gegen den Eigensinn	Chestnut Bud + Vine
stur	Das Kind ist kompromißlos und unnachgiebig (ältere Kinder)	Oak
	sich selbst gegenüber starr und streng	Rock Water
	intolerant anderen gegenüber	Vine
Temperament	**zuviel:**	
	Das Kind reagiert schnell aggressiv	Holly
	reagiert schnell hitzig	Vervain
	reagiert schnell unduldsam	Vine
	zuwenig:	
	reagiert zu nachgiebig	Centaury
	reagiert zu willensschwach	Gentian
	reagiert übertrieben zurückhaltend	Larch

Verhalten	Beschreibung des Verhaltens	Bach-Blüten
Toleranz	**zuviel:** Das Kind reagiert stets distanziert	Water Violet
	zuwenig: hat Vorurteile, ist überkritisch aus einem Mangel an Mitgefühl heuchelt Toleranz	Beech Vine Agrimony
traurig	siehe unter „unglücklich" Seite 154	
träge	siehe unter „Bewegung" Seite 142	
Trost	Das Kind ist sehr trostbedürftig lehnt Trost ab, will allein mit allem fertigwerden	Chicory Water Violet
trotzig	Das Kind ist ohne erkennbaren Grund unbeherrscht weil es sich nicht verstanden fühlt weil es verbittert ist siehe auch unter Trotzphase Seite 39	Holly Chicory + Holly Willow + Holly
tyrannisch	Das Kind will anderen seine Meinung aufzwingen übt Druck auf Familienmitglieder aus ist herrschsüchtig und rücksichtslos	Beech Chicory Vine
überdreht	Das Kind steht oft unter Hochspannung	Agrimony
überempfindlich	gegenüber Schmerzen gegenüber Lieblosigkeit, Mißachtung gegenüber Kritik gegenüber Herabsetzung gegenüber Mißerfolgen gegenüber Lärm, schlechten Gerüchen gegenüber Beeinflussung	Beech + Impatiens Chicory, Heather Centaury, Pine Larch Gentian Mimulus Walnut
überfordert	vom Alltagstrott vorübergehend erschöpft Das Kind fühlt sich momentan überfordert, ist ansonsten stark und gefestigt	Hornbeam Olive Elm
übertreiben	Das Kind übertreibt Schmerzen, spielt krank um interessant zu sein	Chicory Heather
Unabhängigkeit	Das Kind will alles lieber alleine machen	Impatiens
unausgeglichen	weil das Kind sich nicht entscheiden kann weil es zu leicht zu beeinflussen ist	Scleranthus Walnut
unbeholfen	wiederholt die gleichen Fehler hat zwei linke Hände wirkt hölzern	Chestnut Bud Clematis Larch, Water Violet
unentschlossen	aus Willensschwäche das Kind schwankt zwischen zwei Möglichkeiten der Jugendliche hat viele Möglichkeiten, kein Ziel vor Augen	Centaury Scleranthus Wild Oat
ungeduldig	alles geht dem Kind zu langsam	Impatiens

Verhalten	Beschreibung des Verhaltens	Bach-Blüten
unglücklich	Das Kind fühlt sich benachteiligt, zurückgesetzt	Chicory
	fühlt sich einsam	Heather
	ist traurig, weiß aber nicht warum	Mustard
	fühlt sich oft ungerecht behandelt	Willow
	hängt etwas Verlorenem nach, trauert	Red Chestnut + Star of Bethlehem
	hat Kummer wegen Familienproblemen	Sweet Chestnut + Star of Bethlehem
unkonzentriert	Das Kind läßt sich leicht ablenken, ist sprunghaft	Agrimony, Scleranthus
	träumt vor sich hin	Clematis, Honeysuckle
	ist ungeduldig und hektisch	Impatiens
	ist müde und erschöpft	Hornbeam, Olive
	ist traurig, depressiv	Mustard
	hat etwas Schlimmes noch nicht verarbeitet	Star of Bethlehem
	die Gedanken kreisen um alles mögliche	White Chestnut
unnachgiebig	nur die eigene Meinung zählt	Beech
	das Kind ist von sich überzeugt, tyrannisch	Vine
unordentlich	siehe unter „Ordnung" Seite 150	
unschlüssig	Das Kind fängt etwas an und gibt wieder auf	Gentian
	ist hin- und hergerissen zwischen zwei Möglichkeiten	Scleranthus
	ist sehr aktiv, doch was ist richtig? (Jugendliche)	Wild Oat
unselbständig	Das Kind hat eine schwache Persönlichkeit	Centaury
	mangelndes Vertrauen in die eigene Intuitionen	Cerato
	mangelndes Selbstbewußtsein	Larch
Unsicherheit	wird überspielt	Agrimony
	das Kind traut seinem Gefühl nicht	Cerato
	hat Angst vor Mißachtung	Heather
	fühlt sich minderwertig	Larch
	bedingt durch Angst	Mimulus
	bedingt durch Unentschlossenheit	Scleranthus
	bedingt durch schlimme Erfahrung	Star of Bethlehem
	das Kind läßt sich zu leicht beeinflussen	Walnut
	der Jugendliche hat kein Ziel vor Augen	Wild Oat
unterdrücken	Das Kind fühlt sich von anderen unterdrückt	Cherry Plum
	unterdrückt andere	Chicory, Vine
unvorsichtig	im Straßenverkehr	Chestnut Bud, Clematis
unzufrieden	Das Kind ist unersättlich	Chicory
	nach einem Mißerfolg	Gentian
	das Kind ist frustriert, neidisch, eifersüchtig	Holly
	ohne erkennbaren Grund	Mustard
	mit seinem Leben (Jugendliche)	Wild Oat
	mit sich selbst	Larch, Pine, Oak

Verhalten	Beschreibung des Verhaltens	Bach-Blüten
unzufrieden	mit anderen	Beech
	mit der augenblicklichen Situation	Holly + Willow
unzuverlässig	Das Kind verzettelt sich	Cerato
	nimmt getroffene Entscheidungen zurück	Scleranthus
	bleibt sich nicht treu	Walnut
	Der Jugendliche weiß nicht, was er will	Wild Oat
verbissen	Das Kind zieht sein „Programm" durch	Rock Water
	hält an seiner Meinung fest	Vervain
verdrängen	Das Kind flieht vor sich selbst	Agrimony
	verdrängt Gefühle	Beech
	verdrängt unangenehme Dinge, Konflikte	Chestnut Bud
	verdrängt Ängste	Agrimony + Aspen
vergeßlich	bei unangenehmen Dingen	Agrimony
	weil das Kind an etwas nicht interessiert ist	Clematis, Olive, Wild Rose
	aus Lernschwäche	Chestnut Bud
	durch Konzentrationsstörungen	Scleranthus
	nach einem traumatischen Ereignis	Star of Bethlehem
	durch mangelnde Aufmerksamkeit	White Chestnut
verkrampft	Probleme werden mit einem Lächeln überspielt	Agrimony
Verlegenheit	Das Kind will sein wahres Ich verbergen	Agrimony
	hat kein Selbstvertrauen	Larch
	hat oft ein schlechtes Gewissen, fühlt sich schuldig	Pine
verletzlich	Das Kind ist empfindsam, empfindlich gegenüber Kritik	Chicory, Larch, Willow
verschlossen	Das Kind ist abweisend, ungesellig	Water Violet
vorlaut	Das Kind ist ungeduldig, weiß alles besser	Impatiens + Vervain
verzweifelt	Das Kind hat Angst durchzudrehen	Cherry Plum
	hat die Hoffnung aufgegeben	Gorse
	nach jedem Fehlschlag	Larch
	ohne erkennbaren Grund	Mustard
vorgetäuschte Fröhlichkeit	Das Kind macht nach außen ein fröhliches Gesicht	Agrimony
vorsichtig	Das Kind ist übervorsichtig	Larch
	überängstlich	Mimulus
wankelmütig	aus Unsicherheit	Cerato
	aus Unentschlossenheit	Scleranthus
wechselhaft	in Ansichten und Stimmungen	Scleranthus
wehleidig	in unangenehmen Situationen	Agrimony + Mimulus + Walnut
weinen	ohne erkennbaren Grund	Aspen + Mimulus
	hysterisches Weinen	Cherry Plum

Verhalten	Beschreibung des Verhaltens	Bach-Blüten
weinen	unechtes Weinen	Chicory
	aus Wut und Zorn	Holly
	aus konkreter Angst	Mimulus
	um seinen Willen zu bekommen	Vervain, Vine
	um nicht allein zu bleiben (Säugling, Kleinkind)	Chicory + Mimulus + Red Chestnut + Walnut
	aus Kummer	Star of Bethlehem + Red Chestnut
	aus Verzweiflung	Star of Bethlehem + Sweet Chestnut
Weltschmerz	Das Kind ist traurig, depressiv	Mustard
willensschwach	siehe unter „aufgeben" Seite 141	
willensstark	Das Kind ist unflexibel und stur	Oak
	aufdringlich, „missionarisch"	Vervain
	rechthaberisch	Vine
Wutausbrüche	ohne erkennbaren Grund	Cherry Plum
	aus tiefsitzendem Zorn	Holly
	aus Ungeduld	Impatiens
	bei Widerspruch oder Fehlern	Holly + Vine
	aus Verbitterung	Holly + Willow
	siehe auch unter Trotzphase	Seite 39
Zappelphilipp	Das Kind kann nicht stillsitzen	Cherry Plum + Impatiens, Scleranthus
Zähneknirschen		Agrimony, Vine
zerstreut	Das Kind ist unaufmerksam	Chestnut Bud
	träumt vor sich hin	Clematis, Honeysuckle
	ist geistig abwesend	White Chestnut
	ist unentschlossen	Scleranthus
zuhören	Das Kind kann nicht zuhören	Heather
zurückhaltend	aus Minderwertigkeitsgefühl	Larch
	aus Ängstlichkeit	Mimulus
	aus Stolz	Water Violet
Zweifel	an den eigenen Fähigkeiten	Cerato
	wenn das Kind sich zu hohe Ziele gesetzt hat	Elm
	das Kind ist nach einem Mißerfolg entmutigt	Gentian
	das Kind stellt seine eigene Leistung in Frage	Larch, Pine

Quellen und Bücher, die weiterhelfen:

Bach, Dr. Edward:
Blumen, die durch die Seele heilen
Hugendubel Verlag 1986

Bach, Dr. Edward:
Gesammelte Werke
Aquamarin Verlag 1994

Blome, Dr. med. Götz:
Das neue Bach-Blüten-Buch
Verlag Hermann Bauer 1995

Krämer, Dietmar
Neue Therapien mit Bach-Blüten
Ansata-Verlag 1994

Petersen, Jens-Erik R.:
Heile dich selbst mit den Bach-Blüten
Knaur Verlag 1988

Scheffer, Mechthild:
Bach-Blütentherapie
Hugendubel Verlag 1986

Scheffer, Mechthild:
Die praktische Anwendung der Orginal Bach-Blütentherapie
Goldmann Verlag 1994

Scheffer, Mechthild
Erfahrungen mit der Bach-Blüten-Therapie
Hugendubel Verlag 1985

Schmidt, Sigrid
Bach-Blüten für Kinder;
Gräfe und Unzer 1994

York, Ute
Bach-Blüten
Bechtermünz Verlag 1996

Register